更科学、更实用、指导性更强

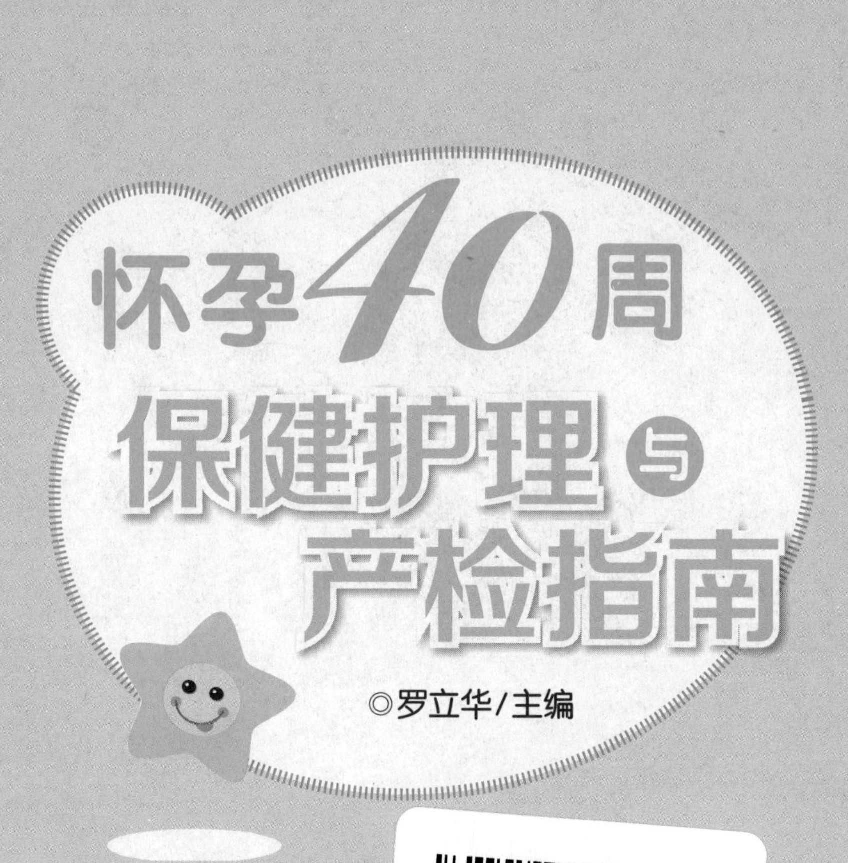

怀孕40周保健护理与产检指南

◎罗立华/主编

中国人口出版社
China Population Publishing House
全国百佳出版单位

我们坚持以专业精神，科学态度，为您排忧解惑。

PART 1 孕前准备

第一节 准备怀孕

做好营养储备

叶酸 …… 12
维生素E …… 13
蛋白质 …… 13
热量 …… 13
脂肪 …… 13
碘 …… 14
铁 …… 14
锌 …… 14
钙 …… 14
锰 …… 15
健康进食 …… 15

调整最佳身体状况

调整体重 …… 15
健身计划 …… 16
充分休息 …… 17
作息习惯 …… 17
心理准备 …… 17

远离有害物质

戒除烟酒 …… 18
远离有害工作环境 …… 18
远离宠物 …… 18
改变避孕措施 …… 18
慎服药物 …… 18

孕前疫苗接种

乙肝疫苗 …… 19
风疹疫苗 …… 20
流感疫苗 …… 20

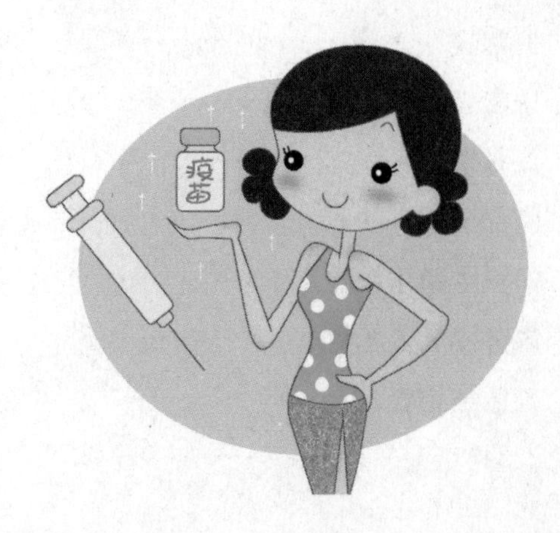

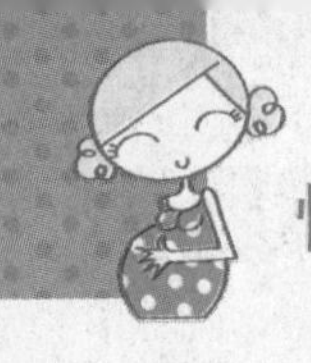

甲肝疫苗 …………………… 20
水痘疫苗 …………………… 20
狂犬病疫苗 ………………… 20
乙脑疫苗 …………………… 20
备孕一览表（孕前准备纲要）

第二节 孕前检查

孕前女性常规检查
询问家族史 ………………… 23
询问病史 …………………… 23
测量身高、体重、体温、血压和心率 ………………………… 24
体格检查 …………………… 24
口腔检查 …………………… 24
血常规 ……………………… 24
尿常规 ……………………… 27
肝肾功能 …………………… 27
胸部透视 …………………… 31
妇科生殖系统检查 ………… 31
内分泌全套检查 …………… 32
染色体检查 ………………… 32
B超检查 …………………… 32

孕前女性优生检查
病原微生物检查(TORCH) …… 33
人类乳头瘤状病毒 ………… 34
宫颈涂片检查 ……………… 35
遗传性疾病筛查 …………… 36
确定不孕症的检查 ………… 39

孕前男性检查
精液检查 …………………… 41
泌尿系统检查 ……………… 42
体格检查 …………………… 42

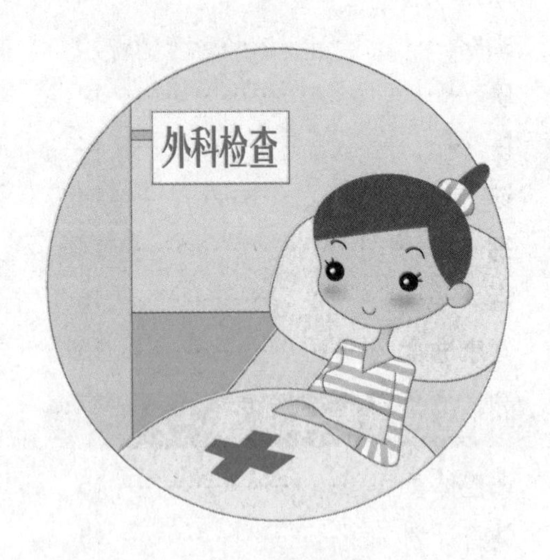

PART 2 孕期保健

孕1月 保健与产检（1～4周）

母体和胎儿变化

母体的变化 …… 44
胎儿的成长 …… 45

母婴保健与重点关注

孕1月母婴保健要点 …… 46
成功怀孕秘笈 …… 46
营造安全的子宫环境 …… 47
计算预产期 …… 50

了解产检

定期产检的重要性 …… 51
产检的时间和内容 …… 51
孕早期(1～3个月) …… 52
孕中期(4～7个月) …… 52
孕晚期(8～10个月) …… 53
常规检查与特殊检查 …… 53

孕2月 保健与产检（5～8周）

母体和胎儿变化

母体的变化 …… 55
胎儿的成长 …… 56

母婴保健与重点关注

孕2月母婴保健要点 …… 57
轻松应对早孕反应 …… 57
缓解孕吐的饮食方案 …… 58
妊娠剧吐的防治 …… 59
孕早期尿频巧应对 …… 59
保护自己避免流产 …… 59
孕早期暂停甜蜜性爱 …… 60
孕早期运动宜慢 …… 60

确诊怀孕

怀孕的生理反应 …… 61
停经 …… 61

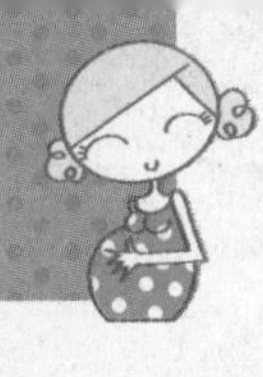

反胃恶心 …… 61
疲倦 …… 62
尿频 …… 62
乳房变化 …… 62
基础体温变化 …… 62
自己在家验孕 …… 63
原理 …… 63
验孕方法 …… 63
结果判定 …… 63
准确性 …… 64
提高准确性的方法 …… 64
上医院检查 …… 65
人绒毛膜促性腺激素(hCG)检查 …… 65
B超检查诊断怀孕(特需人群) …… 66
流产检查 …… 67

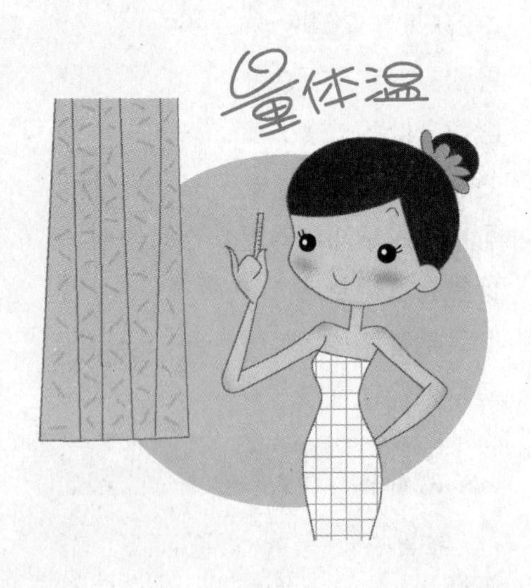

孕3月 保健与产检(9~12周)

母体和胎儿变化

母体的变化 …… 70
胎儿的成长 …… 71

母婴保健与重点关注

孕3月母婴保健要点 …… 72
慎重对待孕早期感冒 …… 72
孕期洗澡的注意事项 …… 73
阴道出血不可小视 …… 74
孕早期谨防宫外孕 …… 74
及早发现葡萄胎 …… 74
办理孕妇保健手册 …… 75
孕期胎教不可忽视 …… 75

第1次产检(办理孕妇保健手册)

准妈妈的常规检查 …… 79
询问病史 …… 79
常规项目检查 …… 79
骨盆外测量 …… 83
体重测量 …… 84
准妈妈的特殊检查 …… 84
微量元素检查 …… 84
血hCG含量测定 …… 85
B超检查排除不良妊娠 …… 86

孕4月 保健与产检（13~16周）

母体和胎儿变化

母体的变化 …………………… 88
胎儿的成长 …………………… 89

母婴保健与重点关注

孕4月母婴保健要点 ………… 90
五大营养素不可缺乏 ………… 90
应对白带异常 ………………… 94
预防便秘的方法 ……………… 94
胎心监护 ……………………… 96
孕期口腔护理要点 …………… 97
呵护好乳房 …………………… 97
预防和减少妊娠纹 …………… 98

第2次产检（筛查唐氏综合征）

准妈妈的常规检查 ……… 99
常规项目检查 ………………… 99
测量胎心 ……………………… 99
白带常规检查 ………………… 100
准妈妈的特殊检查 ……… 102
唐氏综合征筛查 ……………… 102
羊膜腔穿刺术 ………………… 103

孕5月 保健与产检（17~20周）

母体和胎儿变化

母体的变化 …………………… 105
胎儿的成长 …………………… 106

母婴保健与重点关注

孕5月母婴保健要点 ………… 107
感受并关注胎动 ……………… 107
掌握胎动的规律 ……………… 108
注意异常胎动信号 …………… 109
水肿的调理方法 ……………… 110
水肿的食疗法 ………………… 110
妊娠期高血压疾病 …………… 111
妊娠期高血压疾病饮食调理 … 112

第3次产检（B超筛查畸形）

准妈妈的常规检查 ……… 114
常规项目检查 ………………… 114
测量血压 ……………………… 114
水肿检查 ……………………… 116
尿蛋白检查 …………………… 116
血红蛋白检查 ………………… 117
准妈妈的特殊检查 ……… 117
甲胎蛋白检查 ………………… 117
血清抗体检查 ………………… 118
B超筛查畸形 ………………… 120

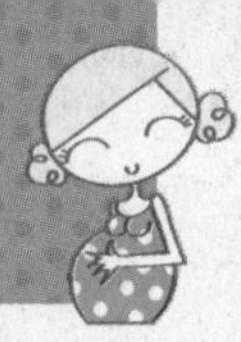

孕6月 保健与产检（21~24周）

母体和胎儿变化

母体的变化 ………………………… 122

胎儿的成长 ………………………… 123

母婴保健与重点关注

孕6月母婴保健要点 ………… 124

防治缺铁性贫血 …………………… 124

羊水监测 ………………………… 125

防治尿道感染 …………………… 126

孕中期适度进行性生活 ……… 127

孕中期“轻”运动 ……………… 127

第4次产检（调理准妈妈贫血）

准妈妈的常规检查 ……… 128

常规项目检查 …………………… 128

血压测量 ………………………… 128

血红蛋白检查 …………………… 129

准妈妈的特殊检查 ……… 131

B超检查羊水量（特需人群） … 131

孕7月 保健与产检（25~28周）

母体和胎儿变化

母体的变化 ………………………… 132

胎儿的成长 ………………………… 133

母婴保健与重点关注

孕7月母婴保健要点 ………… 134

防治妊娠期糖尿病 …………… 134

糖尿病的饮食原则 …………… 135

胎盘早剥 ………………………… 136

前置胎盘 ………………………… 136

自测宫高 ………………………… 138

体重监测 ………………………… 139

第5次产检（筛查妊娠期糖尿病）

准妈妈的常规检查 ……… 140

常规项目检查 …………………… 140

血压测量 ………………………… 140

准妈妈的特殊检查 ……… 142

50克糖筛查 ……………………… 142

B超检查胎盘（特需人群） …… 144

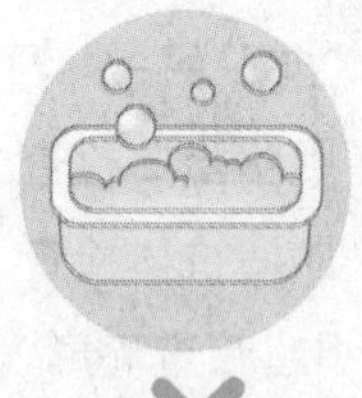

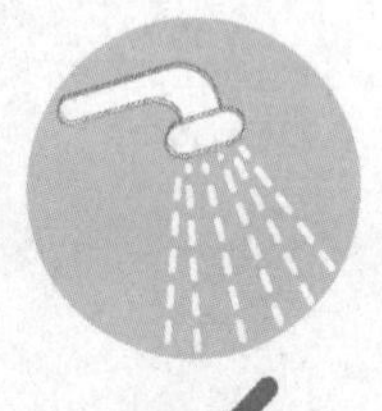

孕8月 保健与产检（29~32周）

母体和胎儿变化

母体的变化 …… 147
胎儿的成长 …… 148

母婴保健与重点关注

孕8月母婴保健要点 …… 149
小腿抽筋 …… 149
静脉曲张 …… 150
仰卧位综合征 …… 150
纠正胎位不正 …… 151
缓解腰背痛 …… 151
避免性生活 …… 152
孕晚期“缓”运动 …… 152

第6~7次产检（确定是否胎位不正）

准妈妈的常规检查 …… 153
常规项目检查 …… 153
骨盆内测量 …… 154
乙肝五项 …… 154
肝功能 …… 157
准妈妈的特殊检查 …… 159
血钙检查 …… 159
产道检查胎位 …… 160

孕9月 保健与产检（33~36周）

母体和胎儿变化

母体的变化 …… 163
胎儿的成长 …… 164

母婴保健与重点关注

孕9月母婴保健要点 …… 165
脐带绕颈 …… 165
早产 …… 165
预防痔疮 …… 167
需要提前入院的情况 …… 168
准备好入院待产包 …… 168

第8~9次产检（胎心监护胎宝宝）

准妈妈的常规检查 …… 170
常规项目检查 …… 170
心电图检查 …… 170
肛肠外科检查 …… 172
准妈妈的特殊检查 …… 174
高危妊娠者需做胎心电子监测 … 174
B超检查脐带(特需人群) …… 174

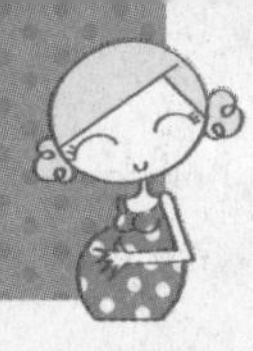

孕10月 保健与产检（37~40周）

母体和胎儿变化

母体的变化 …………………… 176

胎儿的成长 …………………… 177

母婴保健与重点关注

孕10月母婴保健要点 ………… 178

过期妊娠 ……………………… 178

尿频、尿失禁 ………………… 178

自然分娩的优缺点 …………… 179

必须实施剖宫产的情况 ……… 180

剖宫产的术前准备 …………… 180

分娩的讯号 …………………… 181

配合分娩 ……………………… 181

新生儿体格监测标准 ………… 185

阿普加评分 …………………… 186

第10~13次产检（临产前的检查）

准妈妈的常规检查 ……… 187

常规项目检查 ………………… 187

胎动监测 ……………………… 188

血小板 ………………………… 189

准妈妈的特殊检查 ……… 190

B超检查确定产前胎情 ……… 190

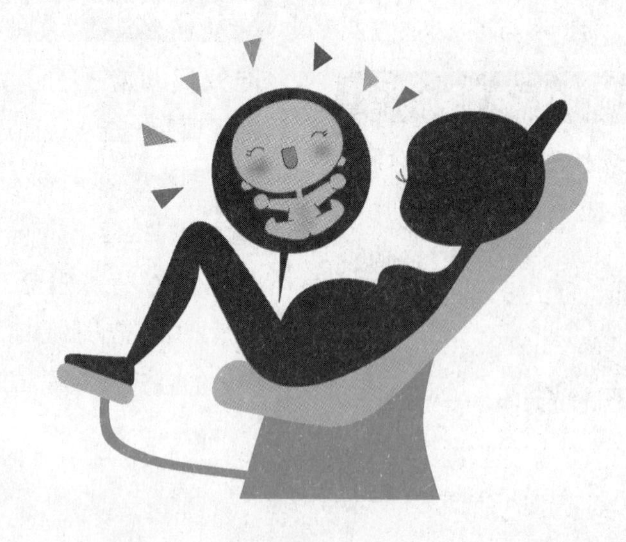

PART 1

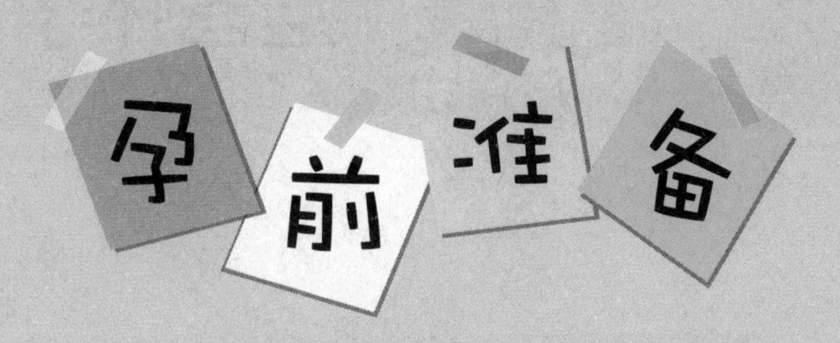

孕前准备是优孕的关键，但往往容易被忽略。适当的孕前准备是必须的。点滴的努力，对孩子的未来可能意义巨大。

那么，具体该怎么做呢？主要包括三个方面：

一、精神方面的准备

二、身体方面的准备

三、孕前体检

精神方面的准备是指，夫妻双方是否沟通好、是否能够接受孩子的到来、经济方面的压力能否承担等。

其他两方面的准备，请读下文。

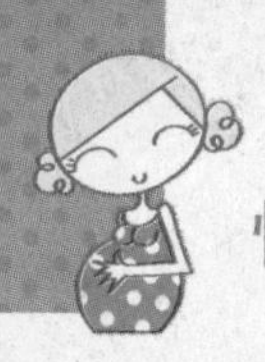

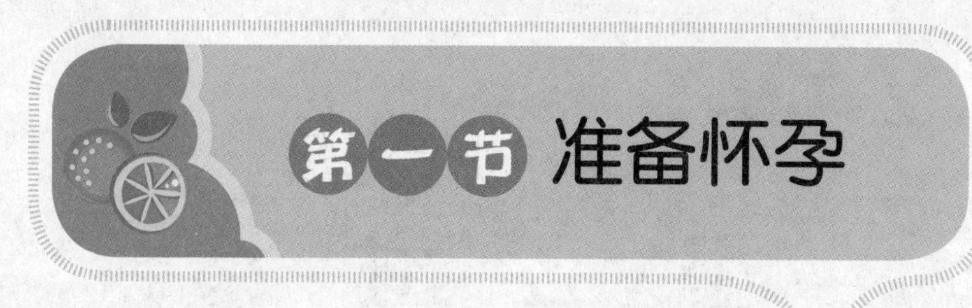

第一节 准备怀孕

做好营养储备

营养的贮备应从孕前3个月开始。如果在怀孕以后才开始补充营养，孕妇可能会因为营养缺乏而导致健康受损，胎儿也往往会因此发育不良。孕妇孕前在营养方面应做以下准备：

叶酸

叶酸是一种水溶性B族维生素，对细胞分裂和生长有重要作用。备孕准妈妈缺乏叶酸会影响胎儿大脑和神经系统的正常发育，严重时将造成胎宝宝神经管发育畸形，也可造成因胎盘发育不良而引起流产、早产等，同时备孕准妈妈的自身健康也会受到影响，如果出现贫血症状，严重时还会导致贫血性心脏病、妊娠期高血压疾病等。

由于体内缺乏叶酸的状况要经过2～3个月的时间才能得以切实改善，所以准妈妈要在怀孕前就提前补充叶酸，使其维持在一定水平，以确保胎宝宝早期的叶酸营养环境。

富含叶酸的蔬菜 莴苣、菠菜、西红柿、胡萝卜、青菜、龙须菜、花椰菜、油菜、小白菜、扁豆、豆荚、蘑菇等。

富含叶酸的水果 橘子、草莓、樱桃、香蕉、柠檬、桃子、李、杏、杨梅、海棠、酸枣、山楂、石榴、葡萄、猕猴桃、梨等。

富含叶酸的动物食品 动物肝脏、肾脏，禽肉及蛋类、牛肉、羊肉等。

富含叶酸的粗粮 大麦、米糠、小麦胚芽、糙米等。

富含叶酸的豆类 食品黄豆、豆制品等。

富含叶酸的坚果 核桃、腰果、栗子、杏仁、松子等。

维生素E

维生素E又名生育酚，能促进性激素分泌，增加女性卵巢机能，使卵泡数量增多，黄体细胞增大，增强孕酮的作用；能促进男性精子的生成及增强其活力，对防治男女不孕症及预防先兆流产具有很好的作用。

补充维生素E最好的方法是从食物中摄取，但因为维生素E在人体中的吸收率不高，这时就需要用维生素E制剂来进行补充，每日10～20毫克便基本足够，如果过量，容易产生副作用。建议在医生的指导下选择维生素E制剂的品牌及用量，这样才能安全有效。

富含维生素E的食物 玉米、花生、芝麻、大豆、葵花子、糙米、植物油、乳类、蛋类、鱼类、瘦肉、动物肝脏、坚果、猕猴桃，以及莴苣、卷心菜、菠菜等绿叶蔬菜。

蛋白质

蛋白质是构成生命体的重要组成部分，也是生成精子的重要原材料，孕前夫妻应合理补充富含优质蛋白质的食物。但不能超量摄入，蛋白质物质摄入过量容易破坏体内营养的摄入均衡，造成维生素等多种物质的摄入不足，并造成酸性体质，对受孕十分不利。

热量

如果没有摄取足够热量以保持正常范围内的体重和体脂，则生育力下降的可能性很大。另外，妊娠前后体重不足可导致胎儿发育迟缓，并增大新生儿并发症的风险。所以孕前应停止减肥，均衡饮食，夫妻双方都要保证足够的热量摄入。

脂肪

性激素主要是由脂肪中的胆固醇转化而来，脂肪中还含有精子生成所需的必需脂肪酸，如果缺乏，不仅影响精子的生成，而且还可能引起性欲下降。肉类、鱼类、禽蛋中含有较多的胆固醇，适量摄入有利于性激素的合成，有益男性生殖健康。

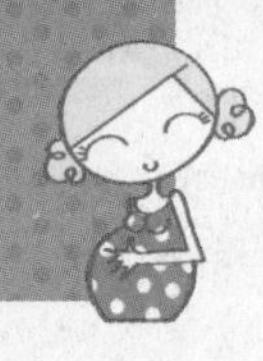

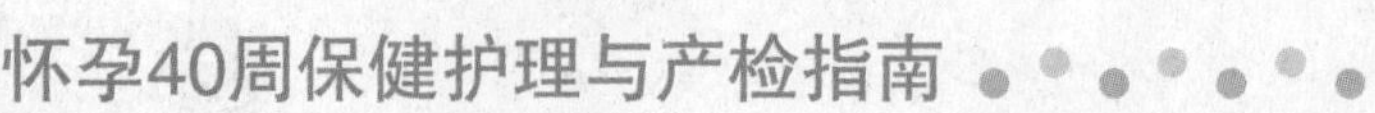

碘

碘是甲状腺素的组成成分，甲状腺素能促进蛋白质的生物合成，促进胎儿生长发育。妊娠期甲状腺功能活跃，碘的需要量增加，这样就易造成妊娠期摄入量不足和缺乏，特别是在缺碘地区，更易造成准妈妈缺碘。

补碘的关键时间是在妊娠早期3个月，尤以妊娠前开始最好。若怀孕后5个月再补碘，已起不到预防后代智力缺陷的作用了。因此，为了准妈妈本身的健康和胎儿的正常发育，准妈妈必须注意补碘，尤其在缺碘地区更要注意吃些含碘丰富的食物。

海产品是最好的补碘食品，如海带、紫菜、海参、海蜇等，甜薯、山药、大白菜、菠菜、鸡蛋等也含有碘，可适量多吃一些。如果用碘化盐补碘，要注意不可过量，以免引起产后甲状腺肿大和甲状腺功能低下。

铁

铁是制造红细胞的必需原料，缺铁会发生贫血，严重贫血不仅会影响受孕，还会影响胎宝宝发育，所以备孕准妈妈一定要注意补铁。

含铁丰富的食物有猪肝、猪血、黑木耳、海带、芹菜、韭菜、芝麻、大麦米、糯米、小米、黄豆、赤小豆、蚕豆、绿豆；特别是在动物肝脏、蛋黄中含量更为丰富。

锌

锌是人体多种酶的组成成分或者激活剂，主要参与脱氧核糖核酸（DNA）和蛋白质的生物合成，对胎宝宝尤其是对宝宝大脑的发育起着不可忽视的作用，严重缺锌可导致胎宝宝无脑畸形等。

备孕准妈妈孕前应多摄入富含锌的食物，如牡蛎、蚌、贝类、海带、黄豆、扁豆、麦芽、黑芝麻、紫菜、南瓜子、瘦肉等。

钙

不要以为怀孕后开始补钙还来得及，事实上，补钙应从准备怀孕时就

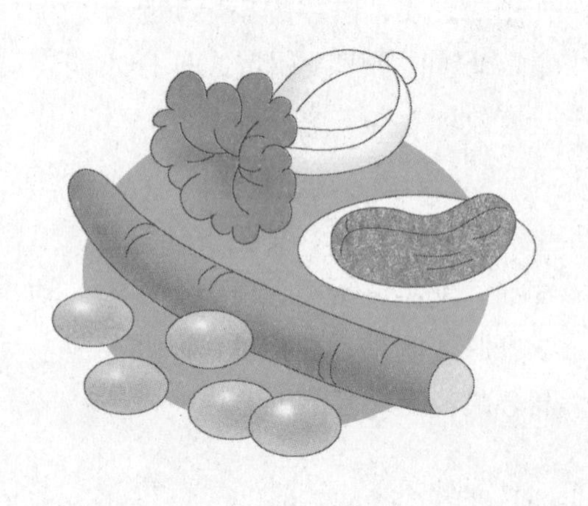

开始。女性从准备怀孕的时候起，如果发现自己缺钙，最好能每天摄取600毫克的钙量。

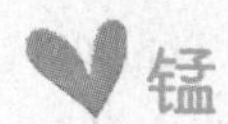

锰

缺锰可以造成显著的智力低下，母体缺锰能使后代产生多种畸变，尤其是对骨骼的影响最大，常出现关节严重变形，而且死亡率较高。

一般说来，以谷类和蔬菜为主食的人不会发生锰缺乏，但如果经常吃加工得过于精细的米面，或以乳品、肉类为主食时，往往会造成锰摄入不足。孕前应适当多吃些水果、蔬菜和粗粮。

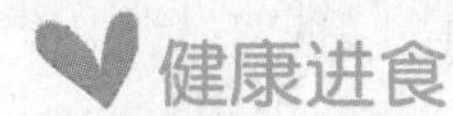

健康进食

每日要按时进食，最好保持定量，不要暴饮暴食，注意饮食健康；膳食结构要合理，不要吃多盐、多糖或加工类的食品，以防吸收过多的热量、饱和脂肪酸和胆固醇，从而导致肥胖、高脂血症等疾病的发生；戒除不良嗜好，停止吸烟和过量饮酒，多吃无污染的绿色食品。

调整最佳身体状况

调整体重

1.过胖过瘦都不利于怀孕

我国常用的标准体重计算公式为：

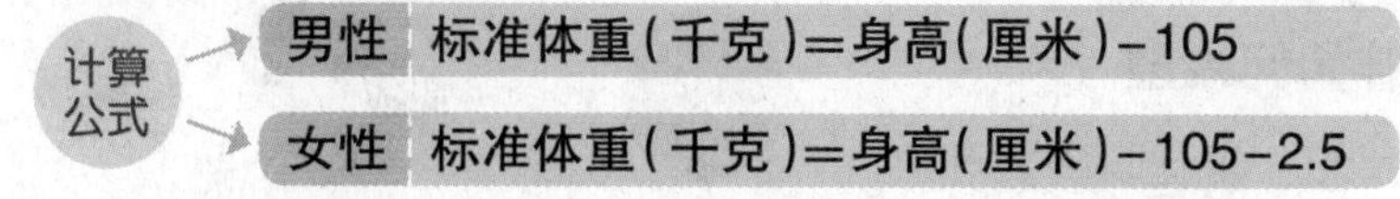

如果实测体重占标准体重的百分数上下10%为正常范围，大于10%～20%为过重；大于20%为肥胖，小于10%～20%为消瘦，小于20%为明显消瘦。比如女性身高为160厘米，那么标准体重应为：160－105－2.5＝52.5千克。如果你的体重大于58千克就是超重了，小于47千克就偏瘦，要适当增重。

太胖的女性容易患有高胰岛素血症，它可以刺激卵巢分泌过多的雄性激素，

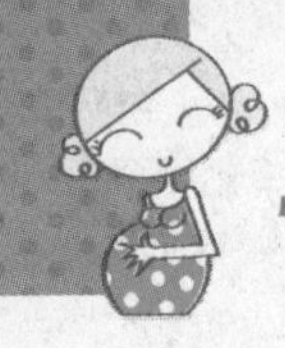

从而影响排卵，导致不孕；而太瘦则由于皮下脂肪太少致使激素含量降低，导致月经紊乱甚至闭经，从而影响生殖能力。所以，准备怀孕的女性，无论身体过胖还是过瘦都应积极进行调整，力争达到正常状态。

2.孕前太瘦如何增肥

身材消瘦的人大多肠胃功能较弱，一餐吃得太多往往不能有效吸收，反而会增加肠胃负担，引起消化不良。可以把每天的进餐次数改为4～5餐，不过不要增加每餐的饭量，避免增加肠胃负担。可以多吃一些高蛋白质、高热量的饮食，如乳酪蛋糕、小西点、小蛋糕等，用循序渐进的方式逐步提高各种营养物质的摄入。保持良好的精神状态，避免精神焦虑而导致生活不规律、过度劳累、睡眠不足。身体消耗多于摄入，不易增肥。积极参加适度的运动，不仅能增加肌肉和体重，还会让你有个好胃口。

3.孕前太胖如何减重

少吃高糖水果、高脂肪肉类和高热食物，多吃高纤维食物，如全麦面包、卷心菜、胡萝卜、青菜、黄瓜、香菇、番茄、大豆等高纤维食物。不但能清化肠胃，带走体内毒素，对减少脂肪囤积也有很好的效果。

加强有氧运动，如快步走、跳舞、游泳、有氧操等。

千万不要通过吃药的方法来减肥，如果以前服用减肥药物，建议你停药至少半年以后再怀孕，然后通过适量锻炼及均衡饮食来达到控制体重的目的。

健身计划

夫妻双方在计划怀孕前的一段时间内，若能进行适宜而有规律的体育锻炼与运动，不仅可以促进女性体内激素的合理调配，确保受孕时女性体内激素的平衡与精子的顺利着床，避免怀孕早期发生流产，而且可以促进孕妇体内胎儿的发育和日后宝宝身体的灵活程度，更可以减轻孕妇分娩时的痛苦。

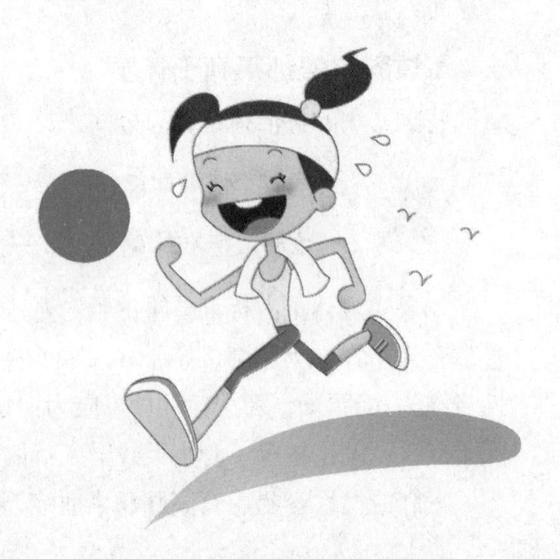

同时适当的体育锻炼还可以帮助准爸爸提高身体素质，确保精子的质量。因此，计划怀孕的夫妻可以在怀孕前的3个月制定适宜的健身计划，加强体育锻炼。

运动要以舒缓的有氧运动为主，慢跑、散步、游泳、瑜伽都是不错的选择。每星期至少3次、每次30分钟，保持这种运动强度就可以调动体内抗氧化酶的积极性，从而达到增强体力的作用。

如果平时工作繁忙，没有时间运动，就要抓住一切可以运动的机会。比如睡前的轻松运动，起床前在床上做些运动，上下班的途中多走路等。

充分休息

人在疲劳或患病的情况下，身体的抵抗能力会下降，体内的各种功能都有所降低，这时精子和卵细胞的质量就会受到影响。一旦身体出现这种状况，就会干扰子宫的内环境，因而不利于受精卵的着床和生长，从而影响胎儿脑神经的发育，甚至导致死胎、流产。所以，准父母孕前应该调整作息，注意充分休息，每天睡眠时间不能少于7小时，让双方在精神饱满的情况下受孕。

作息习惯

准妈妈一旦怀孕，胎儿就会通过母体来区分白昼和黑夜。胎儿在妈妈的腹中是完全按照母亲的作息时间“生活”的。所以，准妈妈的作息习惯自然会影响胎宝宝。有事实证明，如果准妈妈生活规律，且早睡早起，宝宝出生后就会比其他的小朋友更加活泼健康，可见准妈妈本身正常的作息习惯是多么重要。所以，准妈妈从计划怀孕开始，就要培养自己良好的作息习惯，坚持在晚上22点左右上床睡觉，早睡早起，起居有规律。

心理准备

怀孕前，准爸爸和准妈妈一定要作好心理准备，创造和谐的心理环境，达到良好的心理平衡状态，孕育健康的下一代。在孕前，夫妻之间要主动协调相互的心理平衡，当一方由于气质或性格上的原因而心态失常时，另一方要善于引导使其摆脱困境，加大与对方关系中的“容忍度”，用一颗宽容的心调适夫妻关系，将平时易引起争论的非原则性问题暂时搁下，留待适当的时机进行解决。

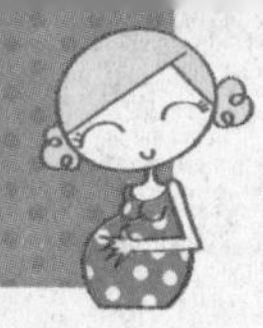
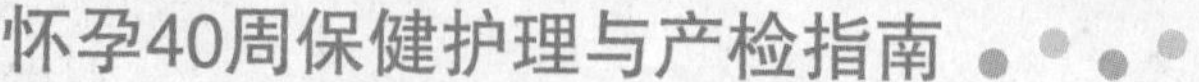

远离有害物质

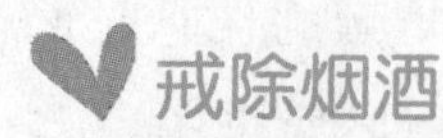

戒除烟酒

准备怀孕的阶段，夫妻双方都要戒除烟酒。众所周知，吸烟会影响男方精子的发育，也影响女方卵子的发育。据统计，每天吸烟20～30支，精子畸形率显著增高；超过30支，畸形精子更多，并且会影响精子活动力。酗酒对生殖系统影响更大，可诱发前列腺炎，并使睾酮代谢加快，使睾丸萎缩，严重者出现阳痿。

远离有害工作环境

如果男女双方的工作是密切接触电离辐射、铅、汞、汽油、油漆、二硫化碳、有机磷、农药或麻醉剂等，就要调离这些有害的工作岗位或工作环境，以免引起精子和卵子染色体的突变。

远离宠物

家养宠物如猫、狗等可能携带危害胎儿健康的病原体如弓形体等，可致胎儿多种畸形。因此准备怀孕的女性应远离宠物。有这种爱好的女性，应及早将其送给亲友饲养。

改变避孕措施

一般说来，避孕套、宫颈帽、阴道隔膜等屏障隔离避孕法对胎儿生长、发育没有不利影响，但是口服避孕药及宫内节育器对妊娠可能产生不利影响。

如果你使用长效口服避孕药，建议停服3～6个月后再怀孕。停服短效避孕药第2个月后就可以怀孕。女方如果放置宫内节育器，要在孕前2～3月取环，以便子宫内膜得以修复，方可避免流产、胎盘异常的发生。

慎服药物

如果女方因某种疾病须服用药物的话，孕前应向医生咨询你所用药物是否影响受孕能力，是否会影响胎儿发育，是否会导致流产等等。一般情况下，假如不影响某些疾病的治疗，尽可能不要服药。如果必须服药，就要在医生的指导下，尽可能使用对胚胎安全的药物。

孕前疫苗接种

备孕准妈妈孕前接种疫苗，可以保证受孕后胎宝宝的正常发育，减少病残儿的出生，非常有助于优生。

乙肝疫苗

乙肝发病率极高，如果孕期感染乙肝，不仅会危及自身，还有可能会通过胎盘传染给胎儿，所以女性在孕前打乙肝疫苗是有必要的。

如果女性在孕前没有任何慢性疾病，那么至少要在孕前9个月左右注射乙肝疫苗。因为注射疫苗的时间是按照0、1、6的注射顺序进行的，从第一针算起，在此后的1个月注射第二针，在第6个月的时候注射第三针，而且，还要留出3个月的时间使身体产生抗体。这样就会在体内形成保护膜，宝宝就可以免受病毒的侵害。

需要注意的是，有些女性在打完第3针后还是不能产生抗体，或者产生抗体的数量很少。所以还需要进行加强注射，如果出现这种情况的话，最好能把注射乙肝疫苗的时间提前到孕前11个月。

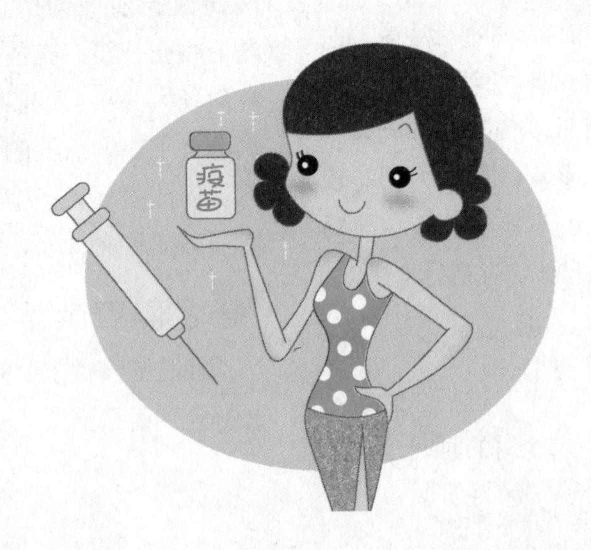

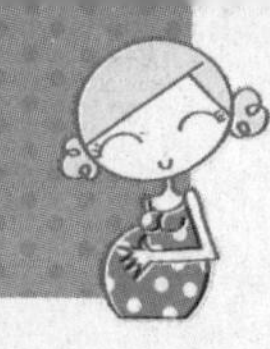

风疹疫苗

如果备孕准妈妈在医院抽血检查体内风疹病毒IgG阴性，至少应在孕前3个月进行注射。因为注射后大约需要3个月的时间，人体内才会产生抗体。备孕准妈妈若感染风疹病毒，可导致胎宝宝先天性心脏病，还可导致先天性眼病、血小板减少性紫癜、肝脾肿大、耳聋、痴呆等。最可怕的是，有2/3的风疹是隐性感染，也就是说，虽然备孕准妈妈已经感染了风疹病毒，却没有任何症状，这时怀孕胎宝宝将受到严重的损害。而接种风疹疫苗后，即可有效地阻止风疹病毒的感染，从而保护胎宝宝不受侵害。

流感疫苗

至少应在孕前3个月进行注射。这种疫苗属短效疫苗，抗病时间只能维持一年左右，且只能预防几种流感病毒，适于儿童、老人或抵抗力相对较弱的人群。对于有心脏病的备孕准妈妈需根据自己的身体状况自行选择。

甲肝疫苗

至少应在孕前3个月进行注射。因为注射后大约需要3个月的时间，人体内才会产生抗体。甲肝病毒可以通过水源、饮食传播。而备孕准妈妈怀孕后由于内分泌的改变和营养需求量的增加，肝脏负担加重，抵抗病毒的能力减弱，极易感染。

水痘疫苗

至少应在孕前3个月进行注射。准妈妈早孕期感染水痘可导致胎宝宝先天性水痘或新生儿水痘；孕晚期感染水痘可能导致准妈妈患严重肺炎甚至致命。所以，备孕准妈妈接种水痘疫苗有助于预防感染水痘。

狂犬病疫苗

狂犬病是致命性疾病，准妈妈被动物咬伤后，应按常规处理原则，清洗伤口、清理创伤、接种狂犬病疫苗。咬伤严重者在注射疫苗前应同时注射狂犬病抗血清。一般来说，狂犬病毒是不进入血液的，对胎儿并无影响。但注射狂犬病疫苗可能会引起过敏或神经系统的毒副作用。

乙脑疫苗

在乙脑流行季节8～10月到流行区最好先注射乙脑疫苗。

备孕一览表
（孕前准备纲要）

孕前12个月	确定怀孕计划，制订适合自己的最佳怀孕时间表 这一计划要根据你和你爱人的工作情况、经济情况等来决定，一旦决定，便要坚持实行下去 夫妻双方一起去医院做一次全面的孕前体检 根据自己的需要、经济条件、居住地点及医院所提供的医疗服务水平为自己选定一家正规医院，还可以咨询前辈或亲自去医院参观了解情况 调离工作岗位 从事对母婴健康有害的工作的女性需暂时调离
孕前11个月	注射乙肝疫苗 适用于孕前体检查出体内没有乙肝抗体的女性 治疗疾病 适用于患有某些不利于孕产的疾病的女性
孕前10~9个月	戒除吸烟、喝酒、喝咖啡等对孕产健康不利的坏习惯 为了确保生一个聪明、健康的宝宝，准备怀孕的夫妻要坚决改掉这些不良习惯
孕前8~7个月	注射风疹疫苗 孕期感染风疹会导致胎儿畸变。因此，如孕前检查体内没有风疹抗体，为了保险起见，最好在孕前8个月注射风疹疫苗，并在2个月后确认体内是否有抗体产生 制订孕前运动计划 孕前运动可以打造出最佳的孕育状态，也为准妈妈10月怀胎打好健康基础，还有助于分娩

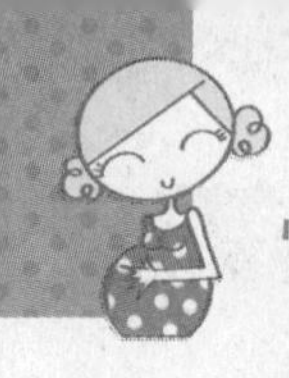

孕前6个月	谨慎用药 一些药物可能会导致胎儿畸形。计划怀孕的夫妻，按医嘱慎重服药。如果患有慢性疾病，长期服用某种药物，停药前需要征得医生的同意 停服避孕药 停药1～3个月，机体即可恢复排卵。为了优生优育最好在停药3～6个月后再怀孕。停药后必须立即改用其他避孕方法 去看牙医 牙病不仅影响准妈妈的健康，严重的还会导致胎儿发育畸形，甚至流产或早产
孕前5~4个月	检测风疹和乙肝疫苗抗体 若没有形成抗体，则必须补种疫苗 实施基础体温测定法 该方法可以比较明显地显示出准妈妈的排卵日，从而可以更好地制订出最佳怀孕的日期
孕前3个月	补充叶酸 夫妻双方都要加入到这个计划中来 远离宠物 把宠物送到别人家去，避免感染弓形体 调整体重 过胖过瘦都不利于优生优育
孕前2个月	了解奇妙的怀孕过程 一个宝宝的诞生是一个非常复杂的过程
孕前1个月	把握怀孕最佳时机 在最好的状态和在最佳时刻迎接宝宝的到来

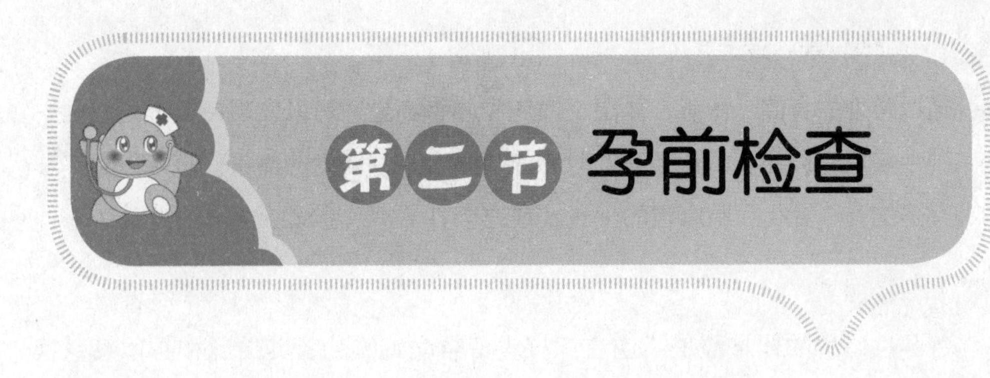

第二节 孕前检查

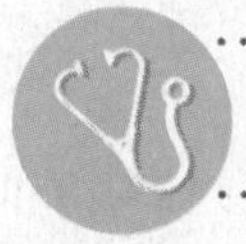

孕前女性常规检查

询问家族史

包括三代以内的直系、旁系亲属的健康情况的询问，尤其是有无遗传病、精神病和传染病史等。

询问病史

询问备孕准妈妈的姓名、年龄、职业、结婚年龄、健康状况、性生活情况、避孕方法及年限、胎产次数、过去生殖器官及其他器官的病史、有无结核病特别是腹腔结核、有无内分泌疾病等。若备孕准妈妈患有心、肝、肺、肾病或高血压急性期，需待病情痊愈后方可怀孕，若患有唐氏综合征、严重的精神病、麻风病、梅毒和红斑狼疮者暂时不能怀孕。

同时还需要了解备孕准妈妈的初潮年龄、周期、月经量、经血颜色、有无痛经，过去流产及分娩的情况。

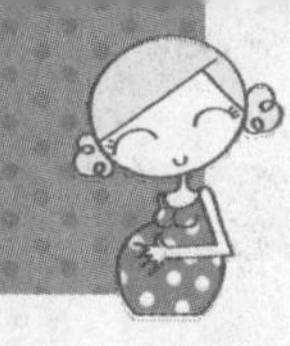

测量身高、体重、体温、血压和心率

通过常规的身高、体重、体温、血压和心率测量，可以发现备孕准妈妈的一些基础性疾病，以便及早诊断和及时治疗；同时这些常规的测量值也可以和怀孕后准妈妈的身体变化和胎宝宝的生长发育进行对比，以监测胎宝宝的健康。

体格检查

备孕准妈妈的体格检查，应注意检查备孕准妈妈的营养情况和身体发育状况，特别是第二性征的发育情况。必要时还应进行甲状腺、肾上腺功能检查。

口腔检查

- **最佳检测时间：孕前6个月**

备孕准妈妈一定别忘了孕前口腔检查。这是保证牙齿健康，安全度过孕期的前提之一。一般来说，孕前应该进行如下项目的口腔检查：牙龈炎和牙周炎、蛀牙、阻生智齿。

血常规

- **最佳检测时间：孕前2～3个月**

血常规检查主要是通过静脉抽血，检测备孕准妈妈血液中铁、锌等微量元素的含量，凝血能力如何（血小板数目）等，目的是及早发现备孕准妈妈是否贫血、感染以及人体凝血能力等血液系统疾病和状况。如果备孕准妈妈贫血，不仅有可能使子宫缺氧缺血，导致胎宝宝生长受限，给胎宝宝带来一系列影响，例如抵抗力下降、生长发育落后等，并且易发生早产、死胎和低出生体重儿，还会出现产后出血、产褥感染等并发症。

做血常规检查时，医生还应该给你和你丈夫做个血型鉴定。这样的目的有两个：一是为了明确你的血型，以便在生产过程中发生失血时，省去血液鉴定这一环节，节约宝贵的救命时间；二是可以确定你们将来的宝宝会不会发生新生儿溶血症。

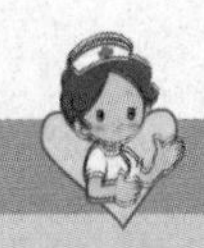

血/常/规

检查结果解读

血常规检查结果异常提示可能为贫血

血常规检查是最常规的一项检查。血常规检查的内容包括所有血液基本成分的检查，如：红细胞计数、白细胞计数、血小板计数及其分类，是临床上最基本的重要检验项目。

因为血液不断地在全身循环，流经身体各个重要器官，渗透到各组织中，参与人体的新陈代谢，调节和维护人体各组织器官功能活动和内外环境的平衡，如果人体各部位稍有异常改变，都会由血液携带其各种信息传达出来。所以，检查血液中各种细胞成分的量和质的变化，可以协助判断机体各组织器官的病变情况。

血常规中的许多项具体指标都是一些常用的敏感指标，对机体内许多病理改变都有敏感反映，其中又以白细胞、红细胞、血红蛋白和血小板最具有诊断参考价值为例。

● **红细胞计数**

红细胞计数(RBC)高值时提示：可能患红细胞增多症。

红细胞计数(RBC)低值时提示：可能为贫血。

● **血红蛋白测定**

血红蛋白测定(Hb)高值时，可提示：可能为红细胞增多症。

血红蛋白测定(Hb)低值时，可提示：可能为低血色素性贫血或缺铁性贫血。

女性受月经和怀孕的影响，血红蛋白普遍会比男性低，所以女性较易贫血。一般而言，血红蛋白在110克/升以下属于贫血。

● **白细胞计数**

白细胞计数(WBC)高值时，可提示：可能为身体部位发炎、白血病、组织坏死等。

白细胞计数(WBC)低值时，可提示：可能为病毒感染、再生障碍性贫血及自身免疫性疾病。

白细胞是无色有核的血细胞，在血液中一般呈球形。白细胞可以分为中性粒细胞、嗜酸性粒细胞、嗜碱性粒细胞、淋巴细胞和单核细胞几种。

白细胞计数，是指计数单位体积血液中所含的白细胞数目，是机体防

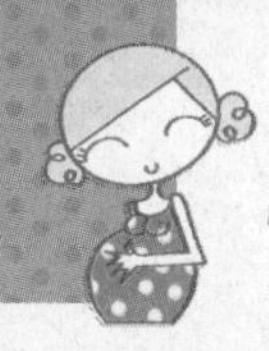

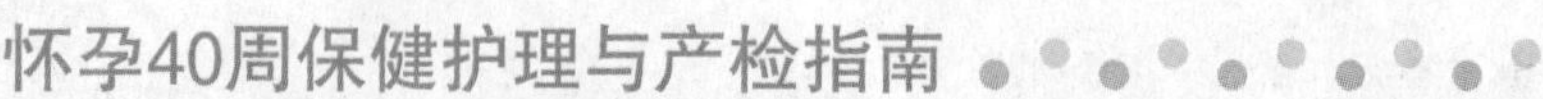

御系统的重要组成部分。各类细胞在人体内的比例不同，在人体内的作用也各不相同。在对人体白细胞进行分析时，主要根据粒细胞（GRN）、单核细胞（MID）和淋巴细胞（LYM）的数值变化为主要依据。

● 血小板计数

血小板计数(PLT)增多时，可提示：可能是急、慢性炎症反应。

此类增多一般不超过500×10^9/L；如果略高于正常值，且其他值正常及没有症状，一般不会有问题，只是血小板参与凝血，值较高会增加血栓形成的可能；当血小板计数＞400×10^9/L时为血小板增多，原发性血小板增多常见于骨髓增生性疾病，如慢性粒细胞白血病、真性红细胞增多症、原发性血小板增多症等。

血小板计数(PLT)减少时，可提示：如果为原发性减少，则属于免疫性的；如果为继发性减少，有许多疾病可引起。

血小板是参与凝血机制的，它的数量减少或功能异常都可以在临床上有所表现，轻微的可见皮肤黏膜出血，如身上的出血点、紫癜、瘀斑；严重的可见脏器出血，最为常见的是消化道出血。

血常规、血红蛋白电泳、地中海贫血基因等检查结果异常提示可能为地中海贫血

地中海贫血又称海洋性贫血，是一种遗传性疾病，是由常染色体异常而引起的贫血病。这种疾病也就是医学上讲的溶血性贫血。

● 红细胞系

红细胞平均体积（MCV）低值时，可提示：可能为地中海贫血。

平均血红蛋白含量（MCH）低值时，可提示：可能为地中海贫血。

平均血红蛋白浓度（MCHC）低值时，可提示：可能为地中海贫血。

普通血常规可以发现血液成分的异常情况。如果红细胞的平均体积、平均血红蛋白含量以及平均血红蛋白浓度低于正常，就需要做血红蛋白电泳，观察血红蛋白的比例，如血红蛋白A、血红蛋白F、血红蛋白A2出现异常，可考虑为地中海贫血，也可通过基因筛查检测有无地中海贫血基因。

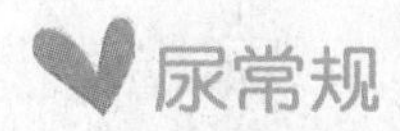

尿常规

• **最佳检测时间：孕前2～3个月**

如果备孕准妈妈有肾脏疾病，应治愈后再怀孕。孕前通过尿常规检查可以排除糖尿病、尿道感染、肾炎等疾病，有助于肾脏疾患的早期诊断，以确保准妈妈安全度过孕期。否则妊娠10个月对准妈妈的肾脏系统是一个巨大的考验，准妈妈身体的代谢增加，会使肾脏的负担加重。这样对准妈妈和胎宝宝都是很危险的。

肝肾功能

• **最佳检测时间：孕前3个月**

通过静脉抽血，对备孕准妈妈的肝肾功能进行检查，其主要检查项目包括：总蛋白和白蛋白、胆红素、氨基转移酶、肾功能、血脂等，目的是为了了解备孕准妈妈的营养状态和身体状态，以及有无肝肾脏疾病和损伤等情况。

若备孕准妈妈患有病毒性肝炎，怀孕后会造成胎宝宝早产，甚至新生儿死亡等后果；肝炎病毒还会直接传播给胎宝宝，所以为了生出一个健康聪明的宝宝，孕前做肝肾功能检查是很有必要。

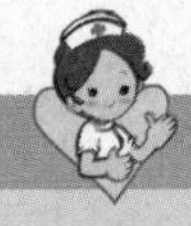

肝/肾/功/能

检查结果解读

肝功能检查结果异常提示可能为脂肪肝

● **总胆红素、直接胆红素和间接胆红素数值异常时，可提示：肝功能可能有问题。**

肝功能检查是通过各种生化试验方法检测与肝脏功能代谢有关的各项指标、以反映肝功能基本状况。肝功能反映了肝脏的生理功能，肝功能检查在于探测肝脏有无疾病、肝脏损害程度以及查明肝病原因、判断预后和鉴别发生黄疸的病因等。

由于肝脏功能多样，所以肝功能检查内容很多：与肝功能有关蛋白质检查有血清总蛋白、白蛋白与球蛋白之比、血清浊度和絮状试验及甲胎蛋白检

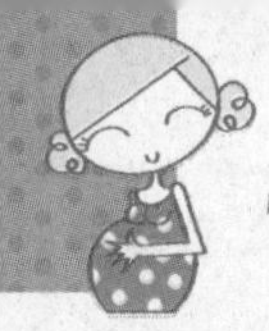

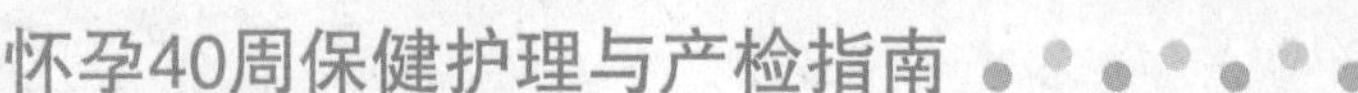

查等；与肝病有关的血清酶类有丙氨酸氨基转移酶、天冬氨酸基转移氨、碱性磷酸酶及乳酸脱氢酶等；与生物转化及排泄有关的试验有磺溴酞钠滞留试验等；与胆色素代谢有关的试验，如胆红素定量及尿三胆试验等。

一般常选择几种有代表性的指标了解肝功能，如蛋白质代谢功能试验、胆红素代谢功能试验、肝脏排泄试验以及各种血清酶检查。包括胆红素、白蛋白、球蛋白、氨基转移酶、血清氨、凝血时间等。

胆红素是红细胞中的血红蛋白所制造的色素，红细胞有固定的寿命，每日都会有所毁坏。血蛋白分解成为正铁血红素和血红素，然后正铁血红素依酶的作用会变成胆红素；而血红素则会重新制成组织蛋白，通过此种作用制造的胆红素称为间接胆红素，间接胆红素又在肝脏依酶作用下变成直接胆红素。

胆红素是肝功能检查的一项常用指标，一般用胆红素的指标来检验肝脏的排泄能力。

如果直接胆红素不变，间接胆红素升高，再次复查结果相同，可断定有可能患溶血性疾病。

在排除溶血情况的基础上，如果检查结果中直接胆红素和间接胆红素都升高，可判断可能是由肝脏功能异常引起。再通过进一步检查明确是否有肝炎病毒感染，是否有脂肪肝、酒精肝、肝硬化等。

如果间接胆红素不变，直接胆红素升高，可能是由肝癌、胆石症引起。

胆红素数值异常时，很可能有比较严重的问题，所以需要配合其他检查，以明确病情，依不同的情况可分别采取不同的治疗方法。

丙氨酸氨基转移酶（ALT）和门冬氨酸氨基转移酶（AST）高值时，提示：可能是脂肪肝或肝细胞受损。

氨基转移酶主要分布在肝脏的肝细胞内，是最典型的肝功能指标，肝细胞坏死时ALT和AST就会升高。其升高的程度与肝细胞受损的程度相一致，氨基转移酶数值升高，表示肝脏细胞受损。如果乙肝五项检查为正常，脂肪肝的可能性比较大。

一般来说，轻度脂肪肝，氨基转移酶没明显变化；中、重度脂肪肝，表现为ALT、AST轻度或中度升高，一般肥胖性脂肪肝ALT高于AST，酒精性脂肪肝反之；约30%严重脂肪肝患者可出现不同程度碱性磷酸酶(ALP)升高、T-谷氨酰氨基转移酶升高等。

总蛋白、白蛋白低值，球蛋白(主要是T-球蛋白)增高，A/G比值变小或倒置时，可提示：可能肝脏合成功能受损害，是病情比较严重的表现。

肝功能检查结果异常还提示可能有肝损害、心血管疾病

●高密度脂蛋白胆固醇(HDL-C)低值时，可提示：可能有心脑血管疾病、肝损害等。

高密度脂蛋白胆固醇主要是由肝脏合成。通俗地说，高密度脂蛋白胆固醇是“好东西”，在标准范围内高密度脂蛋白胆固醇越高越好，它对人体起保护作用。血液中高密度脂蛋白胆固醇浓度升高，一般认为无临床意义，可见于原发性高密度脂蛋白血症；浓度降低常见于脑血管病、冠心病、高三酰甘油血症、肝功能损害，如急慢性肝炎、肝硬化、肝癌、糖尿病、吸烟、缺少运动等。

●低密度脂蛋白胆固醇(LDL-C)高值时，可提示：易致冠心病等疾病。

低密度脂蛋白胆固醇通俗地说是“坏东西”。如果血液中低密度脂蛋白胆固醇浓度升高，它将沉积于心脑等部位血管的动脉壁内，逐渐形成动脉粥样硬化性斑块，阻塞相应的血管，易引起冠心病等严重疾病。总体来说，低密度脂蛋白胆固醇偏低，往往是由于生活中饮食不合理、摄入脂肪过低造成的。有些人过度减肥造成低密度脂蛋白胆固醇偏低，会严重影响身体健康。

肝功能检查结果异常还提示可能营养不良

●总蛋白(TP)和白蛋白(Alb)低值时，可提示：往往存在营养不良。

肝功能检查项目中还含有蛋白质一项。蛋白是由肝脏产生的，如果数值低，说明营养不足。虽然此时身体可能没有什么异样的感觉，但备孕准妈妈需要改变每日的食谱，及时补充富含蛋白质的食物，如鸡蛋、豆浆、牛奶等。如果白蛋白过低，则提示可能身体内潜伏着一些疾病，需要进行更详细的检查以排除其他疾病导致的白蛋白丢失过多或白蛋白生成过少等疾病。

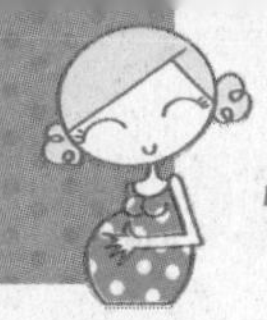

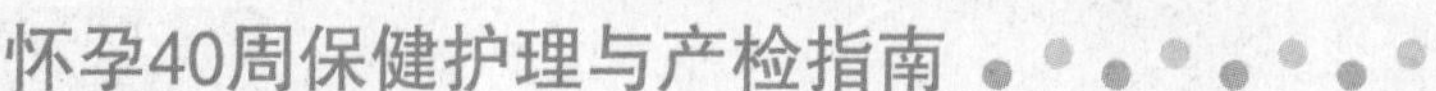

尿常规和肾功能检查结果异常提示可能肾炎或肾功能损害

尿常规也是备孕准妈妈孕前检查不可忽视的一项常规检查，不少肾脏病变早期就可以出现蛋白尿或者尿沉渣中出现有形成分。尿常规异常，也常是肾脏或尿路疾病的第一个指征。

尿常规检查主要项目有：尿的颜色、尿的透明度、尿的酸碱性（DH值）、红细胞、白细胞、管型、尿的比重、尿的蛋白定性、尿糖定性以及尿沉渣计数等。

尿常规检查提供的主要数据一般包括：尿蛋白、尿糖、尿酮体、尿比重、酸碱度、尿胆红素、亚硝酸盐、红细胞（潜血）和白细胞等。

尿常规的检查对泌尿道感染、结石、胆道阻塞、急慢性肾炎、糖尿病、肾病变症状等疾病有筛检预报性作用。

尿色 正常尿呈草黄色，异常的尿色可因食物、药物、色素、血液等因素而变化。

透明度 正常新鲜尿液，除女性的尿可见稍混浊外，多数是清澈透明的。

酸碱度 正常尿为弱酸性，也可为中性或弱碱性。

细胞 在临床上尿中有重要意义的细胞为红细胞、白细胞及上皮细胞。正常人尿中可偶见红细胞；正常人尿中有少数白细胞存在；正常尿液中有时可发现少数脂肪变性的小圆形上皮细胞。

管型 正常的尿液中仅含有极微量的白蛋白，没有管型，或偶见少数透明管型。

蛋白质 一般认为正常人每日排出蛋白的质量为40～80毫克，最多100～150毫克，常规定性检测为阴性。

尿比重 尿液的比重一般在1.015～1.025。

尿糖定性 正常人尿内可有微量葡萄糖，每日尿内含糖量为0.1～0.3克。

尿素和肌酐 评价肾功能的主要指标。

- **尿蛋白(PRO)高值时，可提示：可能有肾小球肾炎或急性肾功能衰竭等。**
- **尿红细胞(BLO)高值时，可提示：可能肾脏出血、肾充血或尿路出血等。**
- **尿白细胞(LEU)高值时，可提示：可能肾盂肾炎、膀胱炎等。**

●尿上皮细胞(EC)高值时，可提示：可能有肾小球肾炎、肾小管病变。

●管型尿(LEU)出现时，可提示：可能肾小球、肾小管有损害。

●尿素(Urea)和肌酐(Crea)高值时，可提示：可能有肾功能损害。

在正常情况下，血中尿素主要是经肾小球滤过而随尿排出的，当肾小球滤过功能减退时，血中的尿素浓度就会升高。所以测定血中尿素含量可粗略估计肾小球滤过功能；肌酐是肌肉代谢的产物，正常情况下随尿液排出体外。肌酐高是肾固有细胞受损，肾脏的代谢功能出现异常，不能正常滤过肌酐等毒素，使其在体内堆积，肌酐升高是肾功能下降的外在表现。

胸部透视

•最佳检测时间：孕前6个月

胸部透视主要是检查备孕准妈妈是否患有结核病等肺部疾病。患有结核病的备孕准妈妈怀孕后，用药和治疗都会受到限制和影响；而且，活动性的结核常会因为产后的劳累而加重病情，并可能传染给胎宝宝。

妇科生殖系统检查

•最佳检测时间：孕前3个月

妇科检查包括三部分的检查。第一部分是指妇科常规检查，医生通过目测和触摸，检查外阴有无肿物、炎症、性病等皮肤改变，检查子宫的大小、形态和位置是否正常，卵巢的大小和形态是否正常，盆腔有无触痛和压痛等。

第二部分是阴道分泌物涂片检查。检查有阴道炎症、无阴道畸形，对白带进行显微镜检查，确定有无阴道滴虫感染和真菌感染，判定阴道清洁度。

对备孕准妈妈的普通阴道分泌物进行检查，可以通过白带常规筛查滴虫、真菌、支原体、衣原体感染，以及淋病、梅毒、艾滋病等性传播性疾病。如备孕准妈妈患有性传播疾病，最好先彻底治疗，然后再怀孕，否则会引起流产、早产等危险。

第三部分是宫颈检查。该检查可确定有赘生物、无宫颈炎症和宫颈糜烂等。为预防宫颈癌的发生，应进行宫颈刮片检查，也就是防癌涂片检查，通过这种方法几乎90%都能查出。如果宫颈刮片不正常，还应在医生指导下做进一步检查。

内分泌全套检查

• 最佳检测时间：孕前3个月

内分泌全套检查主要包括血清催乳激素、血清抗利尿激素、血清生长激素、血清促性腺激素、血清促肾上腺皮质激素、血清促甲状腺激素、促卵泡激素、促黄体生成激素、甲状腺和甲状旁腺、性腺、肾上腺、血雌二醇、血孕酮、血浆胰岛素等。

通过检查可以诊断出备孕准妈妈月经不调等卵巢疾病。例如患卵巢肿瘤的女性，即使肿瘤为良性，怀孕后也常常会因为子宫的增大影响了对肿瘤的观察，甚至会导致流产、早产等危险。

染色体检查

• 最佳检测时间：孕前3个月

通过静脉血检查遗传性疾病。有遗传病家族史的育龄夫妇以及反复流产的备孕准妈妈必须做此项目。如果染色体异常，会导致畸形儿或流产的发生。

B超检查

• 最佳检测时间：孕前3个月

B超检查全名为B型超声检查，通过B超检查可以了解到备孕准妈妈子宫及卵巢发育的情况，如输卵管、宫颈管长度有无异常，从而确定有无子宫疾病，如卵巢肿瘤、子宫腺肌病、子宫肌瘤、子宫内膜异位症等。如果出现以上疾病，备孕准妈妈应该在医生的指导下进行治疗后再怀孕。

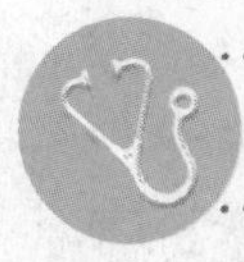

孕前女性优生检查

病原微生物检查（TORCH）

·最佳检测时间：孕前3～6个月

多年临床资料发现，孕期流产、死胎或胎儿畸形等，许多与母体病毒感染有关。因此，为安全起见，孕前应做相应的检查，目前需检查的几种病原体有弓形体(T)、风疹病毒(R)、巨细胞病毒(C)、单纯疱疹病毒H型(H)以及其他病毒(O)，合称为TORCH。这些病原微生物对成人往往影响不明显，甚至感染了也不会出现症状，但是对分化、生长中的胎儿却可带来巨大的伤害。

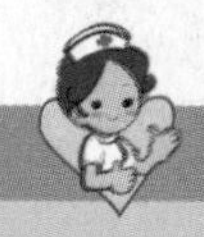

病/原/微/生/物/检/查 检查结果解读

弓形虫、风疹病毒、巨细胞病毒、单纯疱疹病毒感染

进行TORCH抗感染筛查，可检测是否有弓形虫、风疹病毒、巨细胞病毒、单纯疱疹病毒感染。

TORCH是弓形虫、风疹病毒、巨细胞病毒、单纯疱疹病毒等病原体的总称，它们是备孕准妈妈孕前、孕期中引发感染的主要病原微生物。最方便的早期筛查和诊断方法是检测人体血清中的特异性IgM、IgG抗体，以判断受感染的情况。

- **仅IgM阳性，可提示：一般为近期感染或继发活动感染。**
- **仅IgG阳性，可提示：一般为既往感染。**
- **IgM和IgG抗体均阳性，可提示：重复或复发感染。**

备孕准妈妈感染风疹病毒后怀孕，病原体会通过胎盘引起胎宝宝感染，导致出生婴儿先天性风疹综合征，造成宝宝先天性白内障、心脏病、耳聋及永久性发育畸形。

弓形虫病　是一种人畜共患的传染病，弓形虫病原体主要寄生于猫、

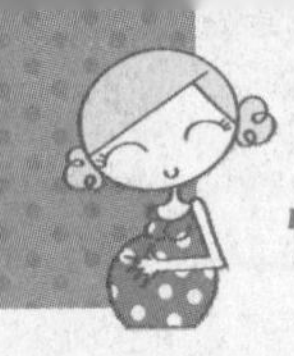

狗体内。备孕准妈妈感染弓形虫后怀孕，可导致流产、死胎、早产、胎儿宫内发育迟缓、脑部损伤、眼部损伤，表现为小头畸形、无脑畸形、智力低下、精神障碍、白内障、视神经炎、失明等症状，新生儿面部及脏器畸形，或增加妊娠并发症的发生。备孕准妈妈感染巨细胞病毒后怀孕，胎宝宝的中枢神经系统和肝脏受损最为明显，如脑积水、脑软化、运动神经障碍、听力丧失、慢性肝炎等。

单纯疱疹 是人类常见的疾病之一，由单纯疱疹病毒感染引起，它可使皮肤和黏膜局部水疱状病变。备孕准妈妈感染单纯疱疹病毒后怀孕，胎宝宝感染表现为皮肤疱疹、斜视、失明、耳聋、脑积水、颅内钙化等症状。

备孕准妈妈孕前TORCH筛查结果出现阳性者，应积极治疗，定期监测，及时发现不良后果，及早做出相应处理，以确保孕育一个健康的宝宝。

人类乳头瘤状病毒

• 最佳检测时间：孕前3～6个月

常规阴道检查时，若备孕准妈妈诊断出有宫颈表浅糜烂、有接触性出血，甚至常有白带增多、腥臭及阴道不规则出血等现象。为了备孕准妈妈的健康，最好同时进行人类乳头瘤状病毒（HPV）检查。

生殖道HPV感染是一种常见的性传播疾病，性关系不当或与多人有性关系的女性往往容易感染HPV。由于HPV感染是宫颈癌的病因，因此必须重视这种感染，加强HPV病毒检查，可以预防宫颈癌的发生。

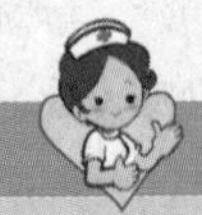

人/类/乳/头/瘤/状/病/毒 检查结果解读

人类乳头瘤状病毒检查（HPV）可预防和发现子宫颈异常改变

HPV感染生殖道是一个长期的过程，尖锐湿疣经过治疗后，如果机体免疫功能足够强大时，病毒经过1～2

年就会自然消失。如果免疫功能比较弱时，病毒可潜伏在细胞内若干年，一旦机体免疫力降低，潜伏的病毒可恢复活动。HPV感染过程通常分为潜伏感染期、亚临床感染期、临床症状期和HPV相关的肿瘤期。宫颈癌也有一系列的前驱病变，这些癌前病变均有可能发展为宫颈浸润癌。

阴道镜检查 不是手术，不需麻醉。取样检查与宫颈刮片最大的不同就是采取的是“生活的”而不是“脱落的”细胞。

宫颈管诊断性刮宫 医生会用细小的刮匙取子宫颈管内的细胞检验。妇女感染HPV后，有30%～50%出现宫颈上皮细胞的轻度病变，但大部分会在清除病毒后3～4个月时间内转为正常，所以如果在这段时间内同时检查HPV和细胞学，会出现HPV阴性而细胞学为异常的现象。

宫颈锥形切除术 如果检查发现子宫颈异常改变，如宫颈上皮内瘤样病变（属于宫颈的癌前病变），需进行手术切除，医生会切除患者部分宫颈。如病变部分被切净则无需进一步治疗。由于宫颈上皮内瘤样病变在准妈妈妊娠期会有不同程度进展，甚至可能转化为癌变，因此最好在孕前及时处理。

宫颈涂片检查

•最佳检测时间：孕前3～6个月

目前常用的宫颈刮片检查方法有传统的巴氏法和宫颈防癌涂片(TCT)。

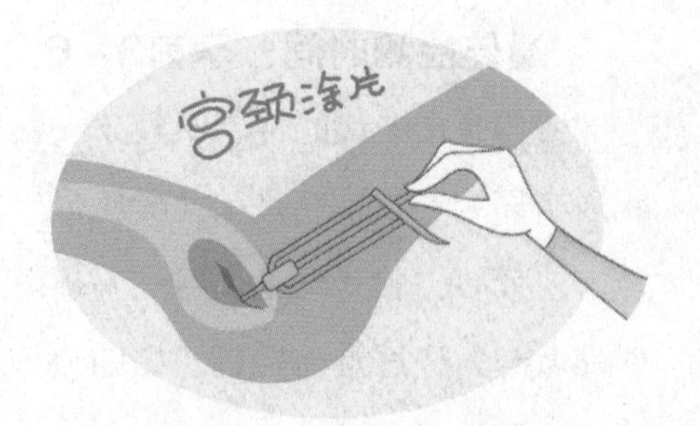

检查前的注意事项：

1.计划检查前的48小时内不要冲洗阴道或使用置入阴道的栓剂，不能有性生活。

2.如果备孕准妈妈患有妇科急性炎症或感染(淋病、滴虫感染、衣原体感染等)，要先治疗感染，待炎症消退后再行刮片检查，以免结果受到干扰。

3.检查时间要安排在非月经期进行。

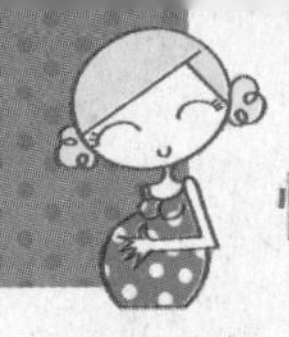

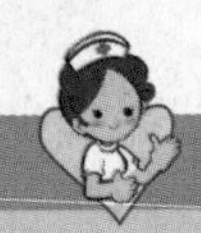

宫/颈/涂/片/检/查

检查结果解读

宫颈涂片检查（TCT）可预防和发现炎症、感染或宫颈癌

宫颈涂片，是指从子宫颈部取少量的细胞样品，放在玻璃片上，然后在显微镜下研究是否异常。它是世界上普遍使用的一种宫颈癌筛查方法。宫颈癌是唯一可以早期发现的妇科疾病，而定期进行宫颈涂片检查就是发现早期宫颈癌的有效措施。一个简单的涂片检查就可预防至少90%以上的宫颈癌。

巴氏分类按宫颈病变程度分为5级：巴氏Ⅰ级为正常细胞涂片；巴氏Ⅱ级为炎症细胞；巴氏Ⅲ级代表可疑癌；巴氏Ⅳ级代表高度可疑癌；巴氏Ⅴ级肯定为癌。

TCT检查将宫颈病变分为：正常范围；良性病变：由炎症引起的细胞改变；低度上皮内病变：可能为宫颈癌；高度上皮内病变：高度怀疑宫颈癌。

如果备孕准妈妈刮片结果显示异常，需要进一步检查以确定病位及病变情况。

遗传性疾病筛查

• **最佳检测时间：孕前3～6个月**

遗传是指亲代的性状又在下一代表现的现象。所以遗传与胎儿健康成长有着相当密切的关系，它是胎儿健康成长的基础。父母如患有遗传病，就有可能造成流产、死胎、胎儿畸形、智力障碍等不良后果。遗传性疾病的预防应该从确定配偶前做起，通过婚前检查、婚前咨询来避免。如已确诊为遗传性疾病，则结婚后不应生育。

遗传病学研究表明，目前世界上已发现的遗传病有4000多种，可分为三大类，即染色体疾病、单基因遗传性疾病和多基因遗传性疾病。

下面这些夫妇需要筛查遗传性疾病：

1.以前孕育的胎儿或双亲中有神经系统缺陷者。

2.连续3次以上自然流产者。

3.双亲中任何一方有染色体异常者。

4.近亲中有先天愚型或其他染色体异常者。

5.某些隐性遗传性疾病需做性别鉴定者（性别鉴定须经有关部门批准）。

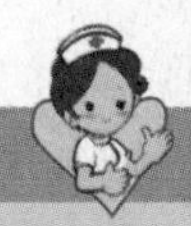

遗/传/性/疾/病/筛/查

检查结果解读

染色体检查数目或结构异常提示可能有染色体疾病

染色体疾病是指由于染色体数目或结构发生异常而引起婴儿生理结构和生理功能异常所造成的疾病。它的表现多种多样，共同特征是多发畸形、智力低下、生长发育比同龄人滞后。

比如先天愚型是最常见的染色体病，该患者的染色体总数是47条，比正常人多一条。患儿除有上述共同特征外，还有特殊面容：两眼距宽、外眼角上斜、鼻梁低、不自主地张口伸舌等。女性的先天性卵巢发育不全就是女性的性染色体病，这种患者比正常女性少一条X染色体，患者出生时多有手、足、背水肿，青春期后身体矮小、乳房发育差、阴毛腋毛少、无经或闭经，婚后多不能生育；男性的先天性睾丸发育不全综合征是一种性腺发育异常的染色体疾病，男性患者多于青春期后出现症状，表现为性成熟期延长，身体肥胖，睾丸小而坚实，阴茎发育不正常，第二性征发育不良，指间距大于身长，性功能低下，精液中无精子，可以影响夫妻生活和生育。

基因检查结果异常提示可能有基因遗传性疾病

基因是DNA分子上的一个功能片段，是遗传信息的基本单位，是决定一切生物物种最基本的因子。基因决定人的生老病死，一切生命的存在与衰亡的形式都是由基因决定的，包括人的长相、身高、体重、肤色、性格等均与基因密不可分。

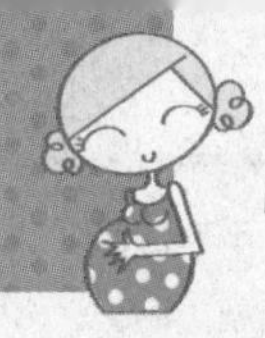

● **基因检查大致分为两步：**

第一步粗筛。通过婚前检查、遗传咨询等方式了解是否为近亲结婚，家族中有无遗传病患者，备孕准妈妈以前是否生过遗传病患儿，是否接触过致突变因素等，以决定是否进一步检查。高龄妈妈也应作为重点粗筛对象。

第二步基因诊断。即从粗筛出来的可疑对象的血液白细胞中提取DNA，再用特异的探针去检测某种基因正常与否。对于某些性连锁遗传性疾病，如果备孕准妈妈怀孕后胎宝宝是可疑者，则取羊水细胞或绒毛膜细胞做检查。一旦诊断胎宝宝是遗传病患者，应立刻进行选择性流产，以杜绝遗传病患儿的出生。而若检测出父（母）亲为致病基因携带者，则可指导其生育。

某一对或某一个基因结构或功能的改变，可提示：可能有单基因遗传性疾病　单基因遗传性疾病是指由于某一对或某一个基因结构或功能的改变而产生的疾病。根据异常基因在常染色体或性染色体上是显性还是隐性，又分为四类。

· **常染色体显性遗传性疾病：**这种疾病的致病基因在常染色体上是显性基因，属于这一类疾病的有多(并)指(趾)或成人型多囊肾、软骨发育不全等。

· **常染色体隐性遗传性疾病：**这种病的致病基因在常染色体上，需一对等位基因同时改变才发病，如白化病、半乳糖血症、高度近视等。

· **X连锁隐性遗传性疾病：**这种病的致病基因在X染色体上，但男性携带者发病，女性携带者不一定发病，如红绿色盲、血友病等。

· **X连锁显性遗传性疾病：**这种病的致病基因在X染色体上，且单个基因改变即发病，如遗传性肾炎、抗维生素D佝偻病等。

多对基因同时出现结构或功能的改变，可提示：可能有多基因遗传性疾病，发病需多对基因同时起作用，其病情轻重程度又受环境因素影响，其特征是患者的子女或同胞患病机会增加。它是一种常见多发病，如脑积水、无脑儿、重度腭裂、冠心病、高血压、哮喘病、精神分裂症等。

确定不孕症的检查

·最佳检测时间：未孕1年以上即可检查

若备孕准妈妈在以上的检查中都未发现异常，在没有采取任何避孕措施的前提下中实施了怀孕计划，但仍然没有怀孕，则可以进行一系列特殊检查：基础体温测定、激素的测定、宫颈黏液检查、阴道脱落细胞检查、输卵管畅通试验、性交后试验、宫颈黏液与精液相合试验、内镜检查。通过这些检查可以诊断出备孕准妈妈未孕的原因，并加以治疗。

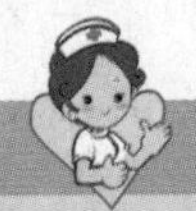

确/定/不/孕/症/的/检/查

检查结果解读

基础体温测定呈单相型该月经周期无排卵并无黄体形成

对备孕准妈妈基础体温进行测定，若基础体温呈双相型则表明，该月经周期有排卵并且有黄体形成；若基础体温呈单相型则表明，该月经周期无排卵并且无黄体形成。

激素水平较低可推断女性的生育功能不好

常进行的性激素水平测定，一般是性激素六项的测定，即促卵泡生成素（FSH）、促黄体生成激素（LH）、雌二醇（E2）、孕酮（P）、睾酮（T）、催乳素（PRL）。激素与身体发育状况和月经周期密切相关，进行激素水平测定可以了解女性卵巢及垂体的功能。由于月经周期是由激素控制的，所以，如果女性激素水平较低，一般月经不太正常，排卵就不太规律，女性的生育功能也就不好。

宫颈黏液检查异常可发现不排卵

接近排卵时，涂片经显微镜检查见典型的羊齿状结晶体，表明女性体内雌激素达到一定水平；排卵后宫颈黏液变稠、结晶变为不典型至逐渐消失，并可见黄体颗粒，表明卵巢有黄体形成，推断卵巢有排卵功能。如果经前期羊齿状结晶继续存在，则表明

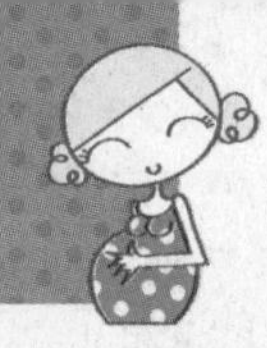

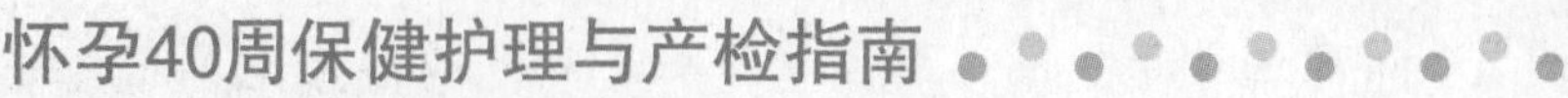

只有雌激素作用而无孕酮作用，推断不排卵。

阴道脱落细胞增生程度与雌激素水平不成正比可推断雌激素水平低下。

阴道上皮细胞可在卵巢激素的影响下发生周期变化，其细胞增生的程度与雌激素水平成正比。因此，检查后出现不成正比的情况，可推断雌激素水平低下。

输卵管不通可引起不孕

如果经检查输卵管不通，首先要确定是炎症引起的还是发育异常造成的。一般来说，输卵管不通大多是由于致病菌的感染造成输卵管的炎症变化，多发于生育年龄段的女性，输卵管不通一般与卵巢炎合并存在，主要临床表现为：两侧小腹疼痛、脓血性白带、腰骶疼痛下坠、月经紊乱、不孕等。

引起急性输卵管不通最常见的致病菌为链球菌、葡萄球菌、大肠埃希菌及绿脓杆菌，其次为厌氧性链球菌、脆弱杆菌等。炎症如果不进行积极治疗，很可能导致输卵管阻塞。输卵管发育异常较少见，也不容易被发现，常与生殖道发育异常并存，导致不孕或宫外孕。

备孕准妈妈选择做输卵管通液术、通气术、输卵管造影等，不仅可以达到检查输卵管是否畅通的目的，还有一定的治疗作用。

性交后试验确定宫颈黏液性状等可推测不孕的原因

如以上检查皆正常而仍未怀孕的女性，可进行性交后试验。此试验要在预测排卵期内进行，事前2天内勿进行阴道用药或灌洗，禁欲5～7天。性交后平卧20分钟，在2小时内做检查。主要了解精子对宫颈黏液的穿透性、宫颈黏液的性状、精液的状况及性交是否成功。

如精子能穿透宫颈黏液，表明精子活动能力及黏性状态正常，黏液中无抗精子抗体。

内镜检查发现生殖系统疾病可进一步查明不孕原因

对婚后3年以上不孕、盆腔检查有异常的女性，必要时可施行腹腔镜或宫腔镜检查，直接观察子宫、输卵管、卵巢有无病变；有无子宫腔黏膜下肌瘤、息肉、子宫畸形等，以进一步查明不孕的原因。

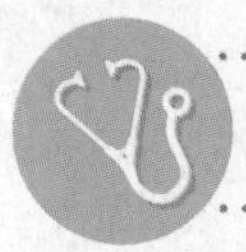

孕前男性检查

精液检查

•最佳检测时间：孕前3～6个月

男性孕前检查最重要的就是精液检查。通过精液检查，可以获知精子活力、是否少精或弱精、畸形率、死亡率，判断是否有前列腺炎等。

检查1 精液量

正常参考值 每次2～6毫升，平均3.5毫升。

临床意义 减少(<1.5毫升)，见于射精管道阻塞、先天性精囊缺陷、生殖道感染性疾病等。此外，脑垂体或睾丸间质性病变也可引起。增多(>8毫升)，见于禁欲时间过长或附属性腺机能亢进等。

检查2 精液颜色

正常颜色 刚射出的精液为灰白色或略带淡黄色,自行液化后为乳白色。

临床意义 酱油色或鲜红色,见于精囊腺炎、前列腺炎等生殖系统炎症。

检查3 精液稠度

正常参考值 男性精液的正常稠度应是用玻璃棒接触已经液化的精液，轻轻提起后会形成精液丝，精液丝长度应小于2厘米。

临床意义 增高(30分钟不液化)，见于不育症。降低(精液清稀)，见于少精症、无精子症。

检查4 精子计数

正常参考值 0.6～1.5亿/毫升。

临床意义 一般精子计数少于0.2亿/毫升为少精症，精液中未找到精子为无精子症。减少见于少精症和无精子症，均可导致不育。少精症不一定不能受孕，但对受孕影响较大。无精子症又分真无精子症和假无精子症两种。真无精子症见于先天性无睾丸、睾丸症、慢性中毒、腮腺炎并发睾丸炎后遗症等。假无精子症见于结核病、丝虫病、淋病、附睾炎、尿道狭窄，以及前列腺炎、精囊炎、尿道炎引起精子在尿道中被破坏等。

检查5 精液酸碱度

正常参考值 pH值：7.2～7.8。

临床意义 增高，见于附属性腺或

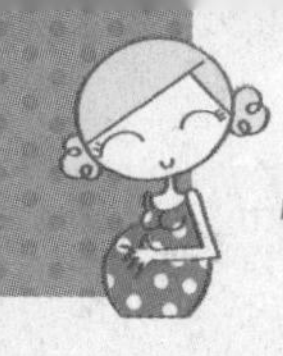

附睾有急性感染性疾病等。降低，见于生殖系统慢性感染性疾病、精囊机能减退、输精管阻塞、死精子症等。

检查6 **精液细菌培养**

正常参考值 阴性(无细菌)。

临床意义 阳性，见于附睾炎、精囊炎、前列腺炎、尿道感染等。

检查7 **精子活动度**

正常参考值 >70%，其中以一级运动精子为主。

临床意义 降低，见于男子不育。

检查8 **精液红细胞**

正常参考值 阴性(无)。

临床意义 大量出现，见于精囊结核、前列腺癌等。

检查9 **精液白细胞**

正常参考值 <5个/HP。

临床意义 增高，见于精囊炎、前列腺炎、前列腺结核等。

检查10 **精液果糖**

正常参考值 9.11~17.67毫摩尔/升。

临床意义 降低，见于精囊腺发育不全、精囊腺炎等所致的不育症。

检查11 **死精子数**

正常参考值 <15%。

临床意义 增高，见于不育症，多与生殖系统感染有关。

泌尿系统检查

·最佳检测时间：孕前3个月

男性泌尿生殖系统的毛病对下一代的健康影响极大，因此这个隐私部位的检查必不可少。如果觉得自己的睾丸发育可能有问题，一定要先问一下父母亲，自己小时候是否患过腮腺炎、是否有过隐睾、睾丸外伤和手术、睾丸疼痛肿胀、鞘膜积液、斜疝、尿道流脓等情况，将这些信息提供给医生，并仔细咨询。

体格检查

·最佳检测时间：孕前3个月

有些人如果几年了也没有进行体格检查或者没做过婚检，那么肝炎、梅毒、艾滋病等传染病检查也是很必要的。医生还会详细询问体检者及家人以往的健康状况，曾患过何种疾病？如何治疗等情况，特别要重点询问精神病、遗传病等，必要时还要求检查染色体、血型等。

PART 2

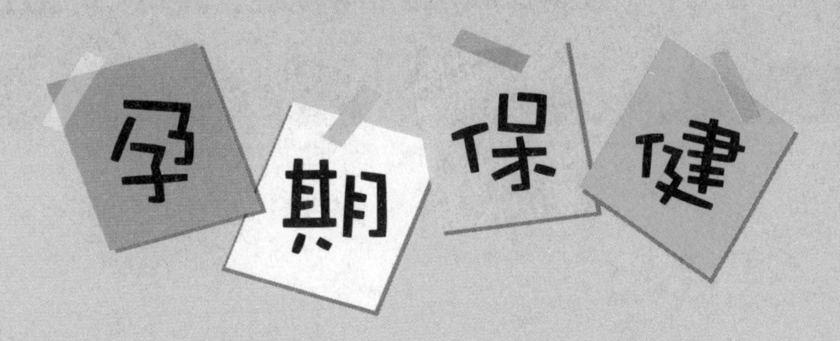

经过精心的孕前准备，现在终于怀孕了，你的体内正发生着奇迹。然而，这将给你带来生理和情感方面的变化和负荷。孕育新生命将是一生中最激动人心的经历，你要坦然面对孕期的艰辛。

为了孕育一个健康、聪明的宝宝，怀孕期间必须做好保健工作，为胎宝宝提供充足的营养和健康的内外环境，每个月要定期到医院进行产检。这样，你和胎宝宝就能安全、顺利地度过孕期。

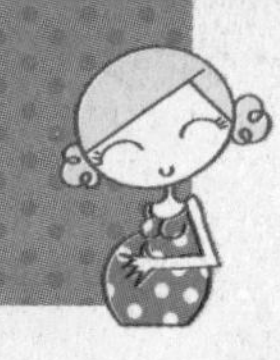

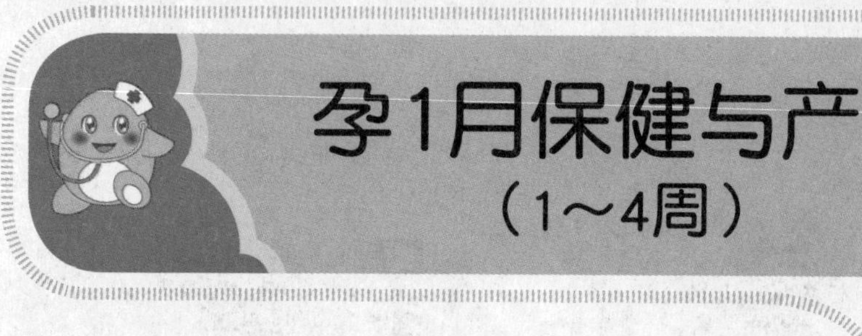

孕1月保健与产检（1～4周）

母体和胎儿变化

母体的变化

•第1周

从末次月经第1天起，到第7天为孕1周。本周月经来临，很多女性都会随之出现或轻或重的身体不适，如肚子疼痛、精神不佳等，要注意休息调养。

随着月经的结束，子宫内膜重新变厚，准备排卵。到了排卵日，成熟的卵子从卵巢中排到输卵管等待和精子相遇。

•第2周

1.母体卵巢中的卵子即将成熟，本周周末将发生排卵。因此，月经周期的中间即第14天，是最容易受孕的时间。

2.“造人计划”实施后，数百万个精子将从准妈妈的阴道移向输卵管。几百个精子与卵子相遇并释放一种酶，这种酶会使一个精子穿过卵子的保护层，这就是受精的瞬间。受精一旦发生，立即产生化学变化，防止其他精子再进入卵子。

•第3周

1.大约在受精后第7天，受精卵着床于子宫内膜中。此时，准妈妈正式怀孕了。

2.当细胞团发育成熟为囊胚时会分泌物质，使准妈妈的体内发生极大的变化，包括月经停止。

•第4周

1.受精卵着床后，准妈妈的子宫内膜会因为人绒毛膜促性腺激素(HCG)的作用而迅速增厚，并且有大量的血管增生。此时的子宫内膜称为蜕膜，它像一个以宽厚而柔软的床为胚胎的生长发育提供营养，做好充分准备。子宫蜕膜直到分娩后才脱落。

2.本周，准妈妈虽然没来月经，但像感冒一样，全身乏力，并持续发低烧，这就表示妊娠开始了。

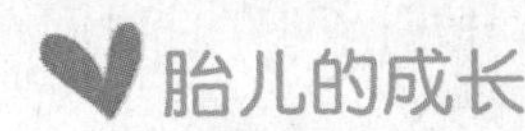

胎儿的成长

•第1周

本周胎儿其实还不存在，因为你根本就没有怀孕。数周后当你知道自己怀孕时，根据妊娠期的算法，本周是怀孕第1周。

•第2周

本周胎儿依然不存在。直到本周周末前后，精卵相遇结合成受精卵，新的生命才诞生。受精卵形成的同时宝宝的性别已决定了。

•第3周

1.受精1周时，胚胎分泌一种激素，这种激素帮助胚胎埋入子宫内膜，这样受精卵就正式安顿下来，进行有规律的发育。

2.在最初的几周内，胚胎细胞的发育特别快。这时，开始分化为三层，称三胚层。三胚层是胎体发育的始基。三胚层每一层都将形成身体的不同器官。最里层形成一条原始管道，它以后发育成肺、肝脏、甲状腺、胰腺、泌尿系统和膀胱。中层将变成骨骼、肌肉、心脏、睾丸或卵巢、肾、脾、血管、血细胞和皮肤的真皮。最外层将形成皮肤、汗腺、乳头、乳房、毛发、指甲、牙釉质和眼的晶状体，这三个细胞层分化成一个完整的人体。

•第4周

1.胚胎发育还处于非常幼稚的阶段，只有0.36～1毫米长。

2.在第4周的时候，外胚层出现神经管道，将来脊髓、大脑、神经等会由此而来。在中层心脏和循环系统已经出现。内层中，泌尿系统、肠肺等器官开始形成。

3.早期供给胎儿营养的胎盘、绒毛和脐带也在这时候开始工作了。

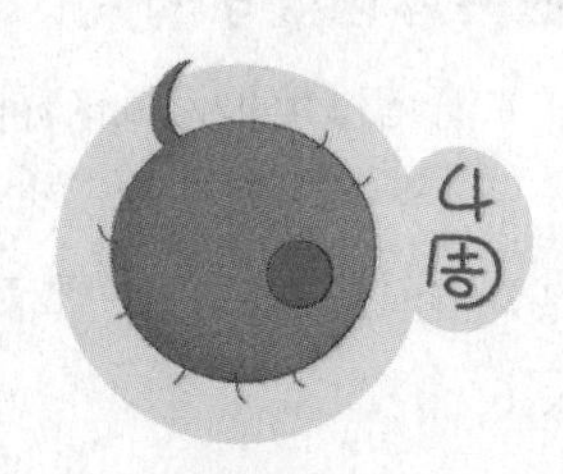

母婴保健与重点关注

孕1月母婴保健要点

怀孕第1个月的前两周其实是实施怀孕的阶段，并未真正怀孕，准爸爸和准妈妈一定要在最佳时间完成受孕。后两周胎宝宝可能已经在准妈妈的子宫里安营扎塞，但由于没有很明显的早孕反应，准妈妈可能还不知道。

怀孕第1个月里准妈妈如果感到身体不适，一定不能乱服药，也不要勉强做剧烈运动。最安全的办法就是去医院做检查，咨询专业医生。

这段时间，准妈妈最好不要远游，以免造成意外流产。此外，也不要随意做X光照射。生活上也要多多注意，一定要把自己当准妈妈对待，做好相应的保健工作。

成功怀孕秘笈

1.避开黑色受孕时间

（1）情绪过度波动和精神受到创伤后。

（2）孕前经常抽烟、喝酒，戒烟戒酒不足6个月。

（3）生殖器官手术后不足6个月。

（4）产后恢复时间不足6个月。

（5）脱离有毒有害物质时间不足3～6个月。

（6）照射X射线、放射线治疗、服用病毒性感冒药物或者慢性疾病用药后不足3个月。

（7）口服或埋植避孕药停药时间不足3个月。

（8）长途出差或旅行，疲劳而归不足2周。

（9）天气酷热或暴风雨时。

2.最佳受孕时刻

• 最佳日子——排卵日当日及前3天后1天

排卵日一般位于月经周期中间，从月经来潮的第一天算起，倒数14±2天就是排卵日。

大多数妇女月经周期为28天，对于周期不准的妇女，可推算易受孕期。在利用公式之前，应连续3次观察、记录自己的月经周期，得出本人月经周期的最长天数和最短天数。具体的推算公式如下：

推算公式
- 易受孕期第1天 ＝最短1次月经周期天数减去18天
- 易受孕期最后1天 ＝最长1次月经周期天数减去11天

月经周期是指从此次月经来潮的第1天到下次月经来潮的第1天。

3.最佳受孕体位

不同的性交体位对受孕的影响也不同，有的增加受孕机会，有的则不利于受孕，减少受孕机会。下面推荐两种有利于增加受孕几率的性交体位，让你早日怀上最棒的宝宝。

男上女下式 这种姿势可以使阴茎插入最深，因此能使精子比较接近子宫颈，为了达到更好的效果，女性可以两腿伸直仰向肩部。此外，为了进一步增加受孕几率，女性可以用枕头把臀部抬高，使子宫颈可以最大程度接触精子。

后位式 有些女性的子宫呈后倾后屈式，这样会影响精子进入子宫而导致不育。同房时，可以采取男后位女方跪趴式的姿势进行性生活，这样有利于射入阴道的精液在穹隆处储留，进而进入子宫和卵子相会，提高受孕几率。

4.性交时注意事项

性交时夫妻双方必须在身体没有疲劳感的状态下，且心情愉悦，没有忧郁和烦恼，在这身心状态最佳时机进行负有受孕使命的性交，身体的内分泌系统将会分泌出大量有益于健康的物质，使精子和卵子最有活力，有助于形成质量高的受精卵。

夫妻双方要重视性高潮的达到，因为它可有效地增加优质受孕的机会。

在性交前最好停止房事5～7天，以保证双方有高质量的精子和卵子结合。过频或过疏的性交都对受孕不利。

营造安全的子宫环境

为让宝宝顺利成长，必须努力创造出一个健康的子宫环境。具体事项如下:

1.远离辐射

（1）尽量少看电视、少用电脑。看电视时要与电视机荧光屏的距离至少要保持2米；与电脑荧光屏要保持1米，每天在电脑前不宜超过1个小时。腹部不要正对荧光屏。

（2）避免进行X线照射。

（3）少用电磁炉和微波炉烹煮食物。启动微波炉时，不要站在微波炉的前方。

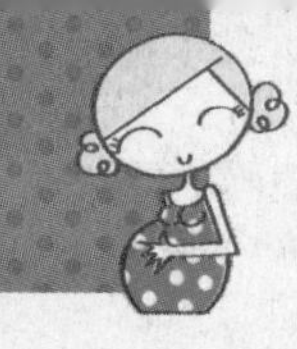

（4）不要使用电热毯取暖。

（5）尽量不使用无绳电话，也要少用手机。尽量少用公用电话，不得已时，讲话时尽量与话筒保持远一点的距离，使用后马上洗手。对自己固定使用的办公电话及家庭电话，要经常用75%的酒精棉球擦拭消毒。

（6）睡觉时，不要将闹钟、手机、随身听等放在枕边，应放在距自己1米外的地方。

（7）任何一种电器在不使用时，最好将其插头拔掉。经常开窗通风，可以让飘荡在室内空气中的电磁波及时排出。平时应多吃富含维生素A、维生素C和蛋白质的食物，比如乳类、蛋类、胡萝卜、瘦肉、动物肝、新鲜绿叶蔬菜等，能加强机体抵抗电磁辐射的能力。

2.远离危险因素

（1）要注意饮用的自来水是否含有有害的化学物质，如铅（如有条件，可饮用矿泉水）。

（2）家庭清洁用品是否安全。洗衣要用肥皂，不宜用洗衣粉。

（3）不要上美发店（不要电烫和染发，也不要涂指甲油、口红）。

（4）将猫、狗委托别人带养（防止弓形体病传染给发育中的胎儿）。

（5）如果邻近公寓正在喷洒除虫剂，请先离开一段时间，至少到你再也闻不到味道为止。

（6）少入厨房。如果需要去，一定要尽量减少停留时间。可在厨房中安置排油烟机或排风扇，让厨房保持良好的通风，也可适当地多使用电炊具。如果你有煤炉或煤气器具，检查一下是否有漏气的可能性。

（7）不要做大扫除或搬提重物。避免做剧烈运动。严禁从事骑单车、打网球、羽毛球、篮球、游泳等激烈运动。

3.谨慎用药

（1）一种药可以解决病痛，不必用几种药；口服有效的尽量少打针。

（2）患病非用药物治疗不可时，一定要去医院经医生详细检查和明确诊断后，切实按照医嘱用药，千万不可自己随意滥用药物。

（3）即使是按照医嘱用药，但仍出现药物不良反应时，为了慎重起见，应立即停药并及时去医院再作检查与治疗，必要时应在医生指导下改用其他药物。

（4）对怀孕前曾引起过敏或其他严重不良反应的药物，特别是注明“孕妇慎用”或“孕妇禁用”的药物，包括中草药和中成药，均应慎用或禁用。

（5）多选用中草药，少用化学合成药。

（6）患有慢性病需要长期服药的孕妇，妊娠后应根据病情适当减少药物的用量，或者选用对胎儿影响较小的药物。

（7）药品疗效有争议的坚决不用。

（8）不要轻信药品广告，不要片面理解药物说明书，要听从医务人员的指导。

4.呼吸干净的空气

（1）不要居住在繁忙的交通要道或向空气排放污染物的工厂附近，或者在总是充满烟雾的区域。如果烟尘指数过高，请留在室内，最好将窗户关上。

（2）尽可能避免经过拥挤的街道，以及堵在排放大量废气的交通工具，如卡车与公共汽车之后。

（3）如果有车，最好不要自己去加油。开车时紧闭车窗，尤其在交通拥挤时，关起窗户与天窗。

（4）多在幽静的绿荫路上散步，有条件者最好经常置身于空气清新的大森林中做“森林浴”。

5.其他需要注意事项

（1）如果有泡澡的习惯，最好改用淋浴，以避免泌尿生殖系统感染。

（2）用无污染、无毒制剂彻底洗净水果和蔬菜，并将外皮去除。

（3）最好买施有机肥、没有喷洒除虫剂的蔬果。

（4）远离含铅与水银的油漆、去漆剂，也不要使用香薰产品或芳香剂。

（5）洗碗、淘米、洗菜时，不要将手直接浸入冷水中。洗碗要选用不含有害物质的洗洁精。

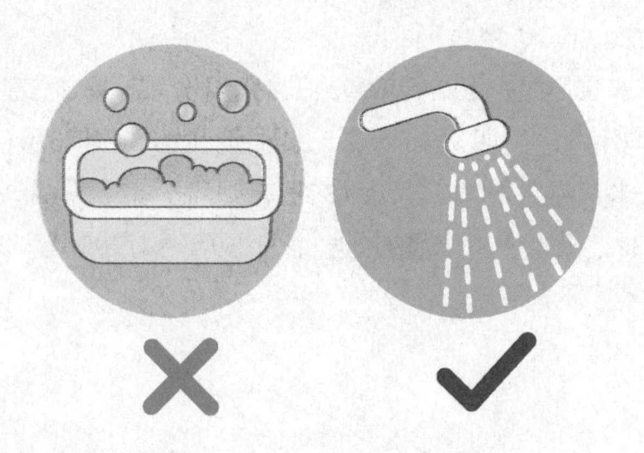

（6）切勿憋尿不上厕所。

（7）切生肉后一定要洗手。炒菜、吃涮羊肉时一定要把菜炒熟涮透。

（8）避免穿牛仔裤、紧身裤及高跟鞋。

（9）远离嘈杂的舞厅，若想听音乐、跳舞，可以在家里或环境安静、整洁、优雅的环境中进行。

（10）不要到人群集聚的地方，避免与患流感、风疹、传染性肝炎等患者接触。

计算预产期

妊娠期自成熟卵受精后至胎儿娩出，一般为266天左右。为便于计算，妊娠通常是从末次月经第一天算起，足月妊娠约为280天（40周）。一旦确诊妊娠，便可预计孩子出生的时间，这在医学上称为“预产期”。

大部分准妈妈在预产期前后2周内分娩。对于经期不准或是不太清楚经期的准妈妈来说，可以通过超声波来估计预产期。

计算预产期的步骤

1.找出最后一次月经的第一天日期。

2.在月份上减去3或加上9，在日期上加7，就得到预产期的日期。如果日期得数超过30，月份顺延到下月，日期减30。

例如：末次月经是2004年2月5日，则月份=2+9=11；日期=5+7=12，即预产期为2004年11月12日。

又如：末次月经是2004年9月5日，则月份=9-3=6（或9+9=18，即相当于2005年6月）；日期=5+7=12，即预产期为2005年6月12日。

再如：末次月经是2004年2月25日，则月份=2+9=11；日期=32-30=2（即25+7=32，相当于下个月的2号），即预产期为2004年12月2日。

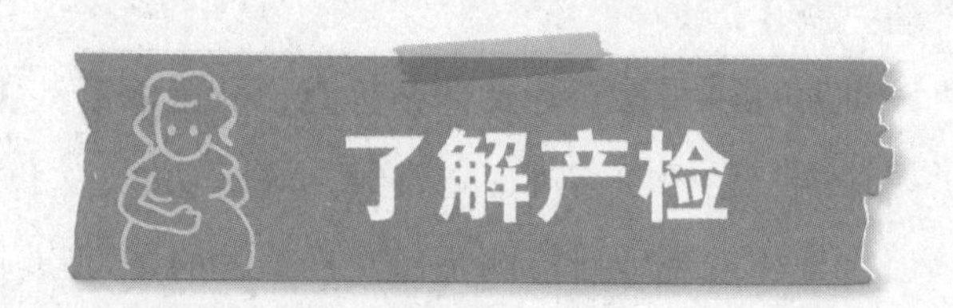

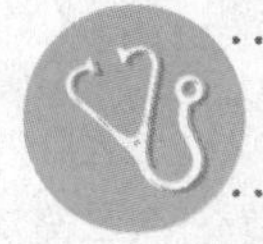

定期产检的重要性

从确诊怀孕开始，准妈妈就要树立起定期做产前检查的观念。产前检查是按照胎儿发育和母体生理变化特点制定的，其目的是为了查看胎宝宝的发育和准妈妈的健康情况，以便及早发现问题，及早纠正和治疗，使准妈妈和胎宝宝能顺利地度过妊娠期。

定期产检能连续观察、了解各阶段胎宝宝发育和准妈妈身体变化的情况。例如胎宝宝在子宫内生长发育是否正常，准妈妈营养是否良好等；也能及时发现准妈妈常见的并发症，如妊娠水肿、妊娠期高血压疾病、贫血等疾病的早期症状，以便及时了治疗，防止疾病发展。此外，在妊娠期间，由于胎宝宝在子宫里是浮在羊水中能经常转动的，胎位会经常变化，若及时发现正常的头位转成不正常的臀位时，就能适时纠正。

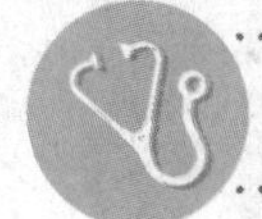

产检的时间和内容

整个孕期的产检包括最初确诊怀孕的检查和孕期的13次检查。一般在6～8周做确诊怀孕的检查，上医院可以通过人绒毛膜促性腺激素（hCG）检查和B超检查确诊怀。确诊怀孕后，初次产检应在孕早期的3个月内，及早建立孕妇保健手册；孕中期（孕13～28周）每4周检查一次。孕晚期（孕28～36周）每2周检查一次。孕36周以后至足月妊娠时，应每周检查一次。

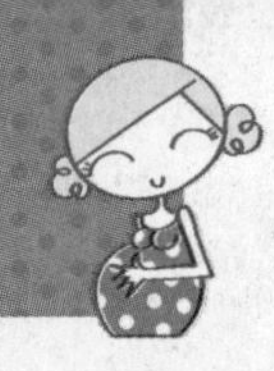

孕早期（1～3个月）

常规检查 产前常规项目检查包括体格检查、测量体重、体温、血压和心率等；产前常规项目检测，包括血常规、尿常规、肝肾功能、妇科检查、胎心测量等。产前常规项目检查和常规项目检测是每次产检的必查项目。而首次检查的体重和血压两项结果，有助于医生掌握准妈妈的健康状况，如果以后某次检查孕妇的血压或体重上升得比较快，医生就会有所警觉，并采取相应的方法解决。另外初次产检，准妈妈建立孕期保健手册，以方便定期产检。

特殊检查 为了了解胚胎在宫内发育的情况，在怀孕后7周左右进行一次B超检查。如果孕妇在早期出现了令人揪心的情况，如阴道流血、突然腹痛，借助B超确定胚胎是否存活，能否继续妊娠；有无异常妊娠像宫外孕或葡萄胎，则是最直接和可靠的手段。

孕中期（4～7个月）

常规检查 胎龄越大，超声波对胎儿的影响越小。因此正常情况下，准妈妈在20周后做第一次B超。它能准确地诊断胎儿是否畸形、观察脏器的活动状态；对那些被高度怀疑的胎儿，像无脑儿、脑积水、神经管畸形中的脑脊膜膨出、脐带异常、消化道异常、连体畸形、小头畸形等，能很快给出“答案”。另外孕中期准妈妈比较容易出现贫血，需要进行血红蛋白检查。

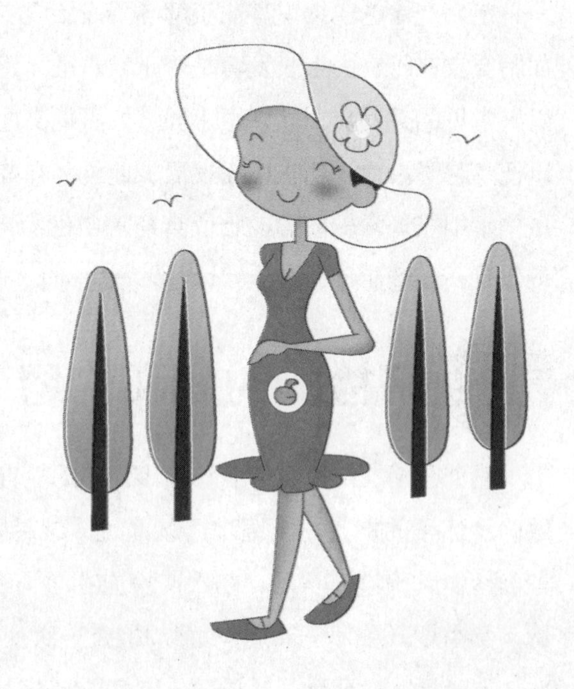

特殊检查 怀孕中期发生阴道流血现象，这可能是胎盘前置或胎盘早剥，应立即到医院就诊。如果准妈妈的腹部在一段时间内增大的幅度超出了正常的增长速度，最好借助B超或其他手段弄明白是羊水过多、多胎妊娠，还是胎儿畸形。孕24～28周需要进行50g糖筛查或进行75g糖耐量试验检查。

孕晚期（8～10个月）

常规检查 这个阶段准妈妈一般要做两次B超检查，分别被安排在怀孕第30～32周和第37～38周。目的是监测羊水量、胎盘位置、胎盘成熟度及胎儿有无畸形，了解胎儿发育与孕周是否相符，最后一次B超检查将为确定生产的方式提供可靠的依据。

特殊检查 孕晚期要进行产道检查胎位，以及早发现胎位不正，并及早矫正。在38周以前，阴道有流水现象、哪怕是一点点的水也不正常，这说明羊膜破裂羊水流出，就是俗称的“早破水”。通常，“早破水”后胎儿在12～24小时左右就会出生。如果阴道断断续续地有少量的水流出，持续几天或更长时间，胎儿在失去了完整的羊膜保护的状态下，受感染机会较多，脐带也容易脱垂，死亡率较高。所以，一旦出现这种情况，要平躺并立即上医院。

孕期每次产检的具体内容都会在下文中具体讲解到，准妈妈可以详细地了解到每次产检需要检查的项目和需要注意的问题。

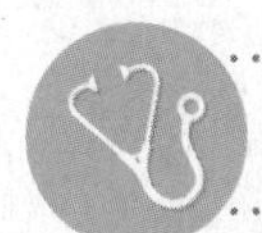

常规检查与特殊检查

孕期产检项目一般分为两大类：常规检查和特殊检查。常规检查是准妈妈每次产检都需要做的，包括体格检查，测量体重、血压、血常规、尿常规、宫高、腹围及胎心测量等，以保证胎儿的健康成长。但第一次产检时除前面提到的常规检查外，还应进行较全面的全身检查，还要进行妇科检查、心肺功能检查、肝肾

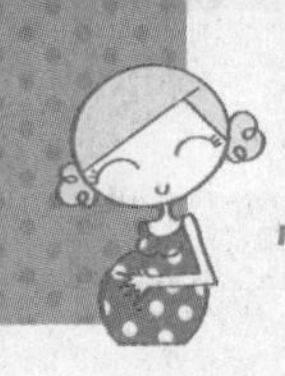

功能检查和心电图检查。而特殊检查是在各个不同的怀孕阶段有针对性的检查项目，不是每个准妈妈都需要做的，需要做特殊检查的准妈妈主要有以下几种：

（1）35岁以上的孕妇，胎儿患唐氏症几率高，曾生育过先天性异常儿者，家族有遗传性疾病者，胎儿有畸形可能者，曾有染色体异常胎儿及反复多次流产者，均应直接做羊水穿刺，进行胎儿染色体检查。

（2）Rh血型阴性孕妇，若丈夫为Rh血型阳性；以及孕妇为O型血，丈夫为O型以外的任何血型，则可能存在母亲和胎儿血型不合而发生胎儿溶血。需要定期检测血型抗体的浓度。Rh血型阴性孕妇在生产前最好有Rh阴性血液备用。

（3）梅毒血清筛查试验阳性的孕妇，可能患有梅毒，需要进一步检查确诊。确定感染梅毒的孕妇的胎儿可能有先天性梅毒感染，母子均须及早治疗，并定期复查。

（4）妊娠糖尿病筛检阳性的孕妇，需进一步做糖耐量试验。

（5）乙型肝炎表面抗原阳性者或者乙肝“小三阳”“大三阳”的孕妇，需做病毒DNA定量检查，并且定期复查肝功能，以便及时治疗。

（6）孕妇妊娠期间皮肤搔痒、尿色发黄，怀疑有妊娠期胆汁淤积综合征，需要抽血检查血清胆汁酸的水平。

（7）尿蛋白偏高的孕妇，可能肾功能不良，要检查是否有肾脏病，若伴有高血压则可能为子痫前期。

（8）患心脏病的孕妇，要定期做心功能检查，以便早期发现心衰，并及时进行适当的处理。

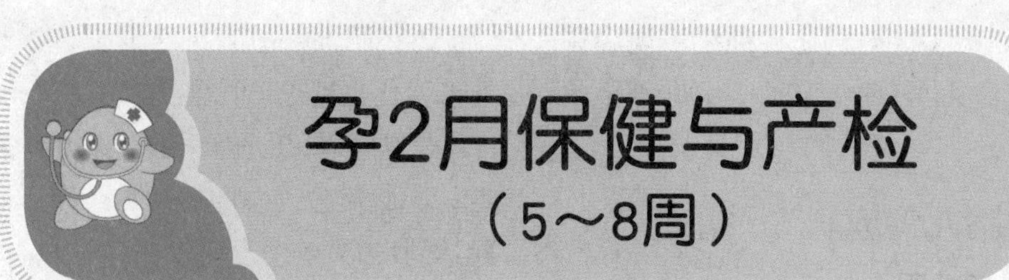

孕2月保健与产检（5～8周）

母体和胎儿变化

母体的变化

•第5周

1.腹部表面无明显的变化。

2.基础体温呈现高温期状态，一向规律的月经没有来潮。

3.会有胃部不适、食欲差、恶心呕吐、小便频繁等反应。有时，有的准妈妈还会出现慵懒、嗜睡、头晕、乳房发胀等早期妊娠反应。

•第6周

1.外形特征不明显。

2.“害喜”现象越来越明显，尤其是在早晨刚起床或空腹时，会感到一阵阵恶心或呕吐。

3.有时，甚至会有食欲不振、浑身无力、唾液减少等症状。

•第7周

1.恶心呕吐、尿频、易疲劳等反应更加强烈。

2.子宫有所增大，但是，从外形上看不出来。

3.由于孕激素的影响，有些准妈妈的皮肤会变深，甚至出现妊娠斑。会阴皮肤颜色变深，血管充血，组织变软，伸展性增大。

•第8周

1.乳房胀大，腰围也增大。

2.有的准妈妈在此时会出现下腹部隐痛，原因是子宫在迅速的扩张。

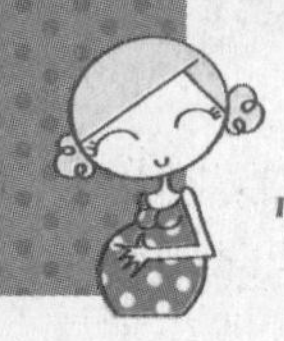

3.很多准妈妈还会继续出现晨昏乏力、身体不适、恶心、呕吐等早孕反应。

胎儿的成长

•第5周

1.主要的器官如肾脏和肝脏已经开始生长，连接脑和脊髓的神经管开始工作，心脏也开始有规律地跳动和供血了。

2.胚胎的上面和下面开始形成肢体的幼芽。

3.面部器官开始形成，可清楚看到鼻孔，眼睛的视网膜开始形成了。

•第6周

1.胚胎长约0.6厘米，手和腿的变化越来越明显。

2.脑垂体和肌肉纤维也开始发育。

3.心脏在这时已经可以跳到150次/分，但还不能听到宝宝的心跳。

•第7周

1.胚胎长约1.2厘米，形状像蚕豆样。

2.胚胎面部五官继续发育，手和脚的变化也越来越明显了。

3.脑垂体和肌肉纤维继续开始发育，心脏化分为左心房和右心室，心跳达到150次/分。

4.胚胎可能会发生轻微的转动，但是你是无法感受到这一奇妙微小的变化的。

•第8周

1.胚胎长约2厘米，形状像葡萄。

2.手指和脚趾之间隐约有少量蹼状物。

3.各器官已经开始具备了明显的特征。

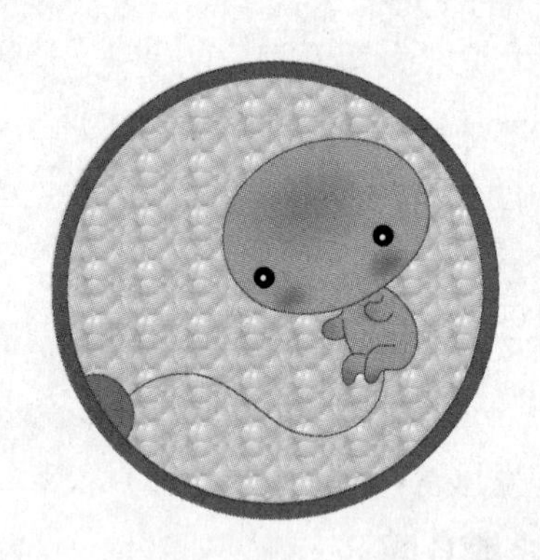

母婴保健与重点关注

孕2月母婴保健要点

怀孕第2个月里比较容易流产，准妈妈必须特别注意，平时应避免搬运重物或做激烈的运动，并且做家务和外出的次数也应尽可能减少。不可过度劳累，要多休息，睡眠要充足。另外还应控制性生活。

这段时间是胎儿形成脑及内脏的重要时期，不可以接受X光检查，也不要轻易服药，尤其应该预防感冒。

烟和酒都会给胎儿带来不良的影响，两者都应戒除。如果家中有猫、狗或小鸟等宠物，应尽量避免接触，以免感染血原虫症。最好把这些宠物送给别人或暂时寄养在朋友家中。

轻松应对早孕反应

怀孕第2个月准妈妈会出现厌食、恶心、呕吐、头晕、倦怠甚至低热等早孕反应，一般在妊娠第6周出现，在12周后自行缓解。这是孕妇特有的正常生理反应，只要在日常的生活和饮食上稍加注意就行，无需特殊治疗。

适量活动准妈妈出现孕吐不适的时候，可以适当地休养。但是当身体好转时，就应该适当做些轻缓的活动，散散步、做些轻缓的保健操，让身体处于良好的状态。

身心放松孕早期结束后，早孕反应就会消失，因此准妈妈要保持轻松，愉快的心情，不必过多地担忧和惊慌，有时间多听听音乐、与朋友和家人聊聊天，适当地打扮自己，放松心情。

得到家人的体贴，早孕期间准妈妈的身体和心理都会有很大的变化，早孕反应和情绪的不稳定会影响到准妈妈的正常生活，这就需要家人的帮助和理解。家人应了解什么是早孕反应，积极分担家务，使准妈妈轻松度过妊娠反应期。特别是准爸爸要给妻子提供一个和谐温馨的家庭环境，多陪妻子做她喜欢做的事情，使她的身心得到放松。

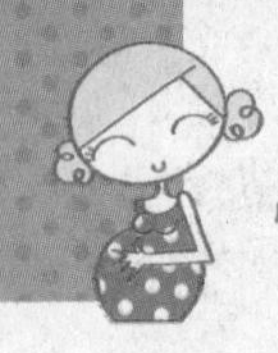

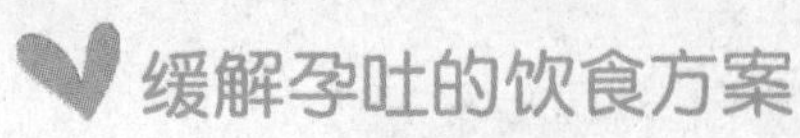

缓解孕吐的饮食方案

所有的早孕反应中，最让准妈妈头痛的就是孕吐了，而饮食调理是缓解孕吐最简单安全的方法。下面介绍5个饮食方案可以缓解孕早期的恶心、呕吐。

缓解孕吐的饮食方案

● 方案一：食欲不振时投胃口所好

很多准妈妈在孕早期（妊娠前3个月）都喜欢吃酸性口味的食品，如橘子、梅子干或泡菜等。因此，准爸爸和家人应多准备一些这类食品。准妈妈在口味上可以尽量选取自己想吃的东西，多喝水，多吃富含维生素的食物，以防止便秘，因为便秘会加重早孕反应。

● 方案二：进食以少食多餐为好

每2～3小时进食一次。妊娠恶心呕吐多在清晨空腹时较重，为了减轻孕吐反应，可多吃一些较干的食物，如烧饼、饼干、烤馒头片、面包片等。如果准妈妈孕吐严重，要注意多吃蔬菜、水果等偏碱性的食物，以防酸中毒。

● 方案三：尽可能多进食

准妈妈进食后如果呕吐，千万不要精神紧张，可以做做深呼吸动作，或听听音乐，或室外散散步，然后再继续进食。进食以后，准妈妈最好卧床休息半小时，这样可使呕吐症状减轻。晚上反应较轻时，食量宜增加，食物要多样化，必要时睡前可适量加餐，以满足准妈妈和胎儿的营养需要。

● 方案四：以清淡为主，少喝汤

膳食原则上是以清淡、少油腻、易消化为主，如面包、饼干、牛奶、藕粉、稀粥、蜂蜜及各种新鲜水果等，避免过于油腻、油炸或难以消化的食物。

汤类也容易引起恶心或呕吐，在进餐时不要过多喝汤、饮料和开水。

另外，可以通过变换就餐环境，激发准妈妈的食欲。

妊娠剧吐的防治

如果准妈妈呕吐不限于晨起及饭后，而是反复发作，甚至不能进食，就会导致体液失衡和新陈代谢障碍，临床上称其为“妊娠剧吐”。妊娠剧吐可影响胚胎发育，甚至使胎宝宝停止发育，必须及早治疗。

现代医学对妊娠剧吐的治疗，一般常用维生素B_6、维生素C和镇静止吐药如鲁米那和氯丙嗪等。重症患者需注意补充水分，增加营养，纠正脱水、酸中毒和电解质紊乱。准妈妈应消除顾虑，保持心情舒畅，保证充足的睡眠和休息，这些都有助于减轻妊娠剧吐带来的不良反应。饮食上要少量多餐、食物以清淡而富有营养为宜。

若准妈妈频繁呕吐，应适当禁食，待呕吐症状缓解后再进食。进食时宜先给少量流食（菜汤、稀粥等），在此基础上再逐渐增加进食量，使准妈妈有个逐渐适应的阶段。但若极个别患者经治疗不见好转，体温高达38℃以上，脉率快于120次/分，并出现黄疸时，应考虑中止妊娠。

孕早期尿频巧应对

孕早期准妈妈较容易出现尿频的症状，这主要是因为逐渐增大的子宫和胎头挤压到膀胱，让准妈妈产生尿意，进而发展为尿频。到了孕中期后，子宫在腹腔内慢慢增大，对膀胱的刺激减小，尿频症状会随之减轻。

• 准妈妈减少尿频的方法

（1）准妈妈可以调整饮水时间，在白天保证水分摄入，控制盐分，为避免在夜间频繁上厕所，可以从傍晚时就减少喝水。切记，万万不可因为尿频就刻意少喝水，这样只会导致身体缺水，进而影响胎宝宝的发育。

（2）有了尿意应及时排尿，切不可憋尿。如果憋尿时间太长，会影响膀胱的功能，以致最后不能自行排尿，造成尿潴留。

（3）做凯格尔运动，做此运动不仅可收缩骨盆肌肉，以控制排尿，亦可减少生产时产道的撕裂伤。此外，排尿时身体向前倾，有助于彻底排空膀胱。

保护自己避免流产

怀孕不足28周，胎儿体重不足1000克就终止妊娠者，称为流产。流产发生在妊娠12周以前，叫早期流产；发生在12周至不足28周叫晚期流产。

导致流产的原因很多，遗传基因缺陷、准妈妈本身有疾病、不良生活习惯、有害环境等，都有可能导致流产。避免流产要注意以下几个方面：

（1）充分休息，切勿过度劳累，

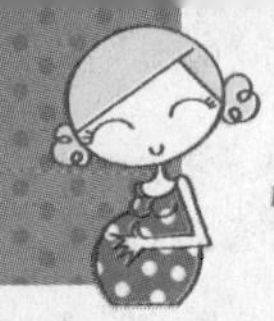

不要做过重的体力劳动，尤其是增加腹压的负重劳动，如提水、搬重物。

（2）防止外伤，出门最好穿平底鞋；孕期尽量不要外出旅游；避免振动的工作环境；做家务时避免危险性动作，如登高。

（3）摄取均衡的营养，远离烟酒，清淡饮食，不吃辛辣的食物，尽量少食多餐，必须保持大便通畅，避免肠胃不适。

（4）防寒保暖，预防感冒；禁用妊娠禁忌药物。

（5）保持心情舒畅，避免各种精神刺激，消除紧张、烦闷、恐惧心理，调和情志。

（6）生殖道炎症也是诱发流产的原因之一。怀孕期间，阴道分泌物增多，因此外阴清洁工作显得非常重要，准妈妈每晚都应坚持清洗外阴，必要时一天清洗两次。

（7）慎吃易导致流产的食物，如螃蟹、甲鱼、薏米、马齿苋等。

孕早期暂停甜蜜性爱

孕早期(1～3个月)，胚胎和胎盘正处在形成时期，胎盘尚未发育完善，如果此时进行性生活，容易引起子宫收缩，加上精液中含有的前列腺素对产道的刺激，使子宫发生强烈收缩，很容易导致流产。因此，在孕早期，准妈妈和准爸爸都需要克制一下，尽量暂停性生活。

偶尔准爸爸也可以通过温柔的亲吻、拥抱和爱抚准妈妈来重温性爱甜蜜。但一定要注意卫生，尤其是要对双手进行彻底的清洗，并勤剪指甲。动作一定要轻柔，还要避免过度刺激准妈妈的乳头、阴部等性敏感部位，以免引起子宫收缩。

孕早期运动宜慢

头3个月里，由于胚胎正处于发育阶段，特别是胎盘和母体子宫壁的连接还不紧密，很可能由于动作不当使子宫受到震动，使胎盘脱落而造成流产。尽量选择慢一些的运动，像跳跃、扭曲或快速旋转这样的运动千万不能做。

除了保证充足的睡眠外，一定要安排些运动。千万别闷坐在家里或躺在床上，到外面散散步，或者慢跑也行。这是非常适合孕早期妈妈的运动，宝宝还不是很大，你也不会太辛苦。散步和慢跑可以帮助消化、促进血液循环、增加心肺功能，而打沙弧球和台球是调节心情的运动方式。运动的目的是让孕妇在身体和心理上适应孕期环境，保证母胎健康和平安。

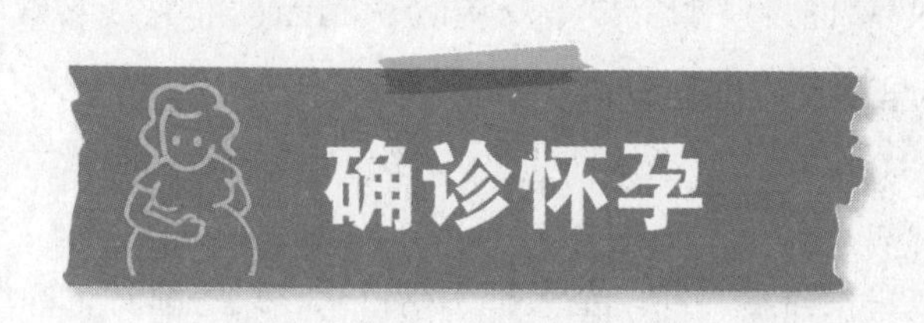

确诊怀孕

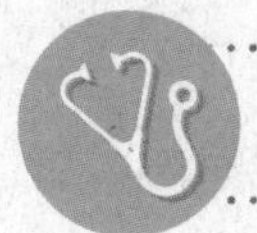

怀孕的生理反应

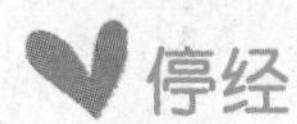

停经

月经周期规律的备孕准妈妈，如果月经推迟了1～2周没来，就应该考虑是否怀孕了。

不过，女性的生理机能非常敏感，如果精神受到较大压力，或是周围环境变化，也可能导致月经推迟。平常月经周期不规律的女性，如果月经一次迟到，并不需要特别紧张，只是较难以月经来潮作为怀孕的判断准则。可以结合正常的月经周期是28～30天，来推算自己的月经推迟了几天。一般情况下，月经延迟的最长时间是7天，也就是说如果在正常月经时间推迟了7天后还没来月经，就可以查早孕了。

如果月经过期1个月，怀孕就比较容易确定了。停经是妊娠最早的症状，但不是妊娠的特有症状。

反胃恶心

早孕反应症状因人而异，快则怀孕5周会出现，完全没有早孕反应的也大有人在。

早孕反应的症状通常是恶心、反胃或是食欲不振，对食物的好恶习惯也会改

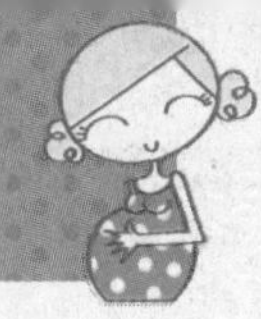

变，唾液的分泌量也会增加。早孕反应的时间因人而异，多数人会持续3个月，通常3个月后，早孕反应即自动消失。

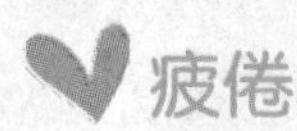

疲倦

怀孕的女性会变得懒洋洋，整天都无精打采，只想睡觉，好像永远睡不饱。这是激素引起的变化，对怀孕女性来说是非常自然的现象，不必太过担心。

尿频

怀孕的女性大部分都有尿频的症状，常常才上完厕所，没过多久又有尿意，有人怀疑是否因为罹患膀胱炎所引起的，如果排尿时并未伴随疼痛与残尿感，就不是膀胱炎，而纯粹只是因为怀孕引起的尿频。

乳房变化

怀孕时的乳房感觉会比平时饱胀，乳头也变得敏感，乳晕(乳头周围的深色部分)会变大，由于黑色素增加的关系，乳晕颜色也会变黑，这些都是妊娠所造成的现象。

基础体温变化

基础体温是由体内的孕激素分泌所产生的高低温变化，通过测量基础体温可得知自己是否怀孕。在探讨基础体温前，我们要介绍一下受精的过程。女性的体温在月经来潮时处于低温期，直到排卵日，体内的黄体分泌孕激素时，体温才会升高。

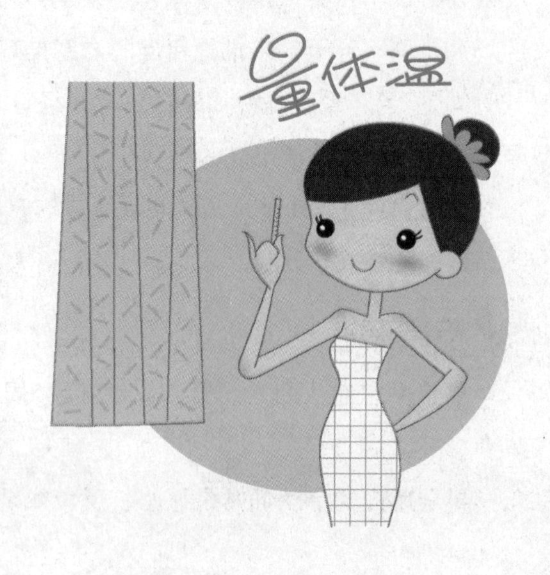

如果没有怀孕，黄体2周后就会衰败，不再分泌孕激素，体温则再度回到低温期，月经同时来潮。

如果怀孕了，孕激素将会持续分泌，以增加体内的保温效果，因此体温一直处于高温状态，不会下降。

这样，利用体温的高低变化，可帮助女性验孕，因此最好在怀孕前便开始测量自己的基础体温，将每天的体温变化都详细记录下来。

月经没来时，如果基础体温持续低温，就表示未怀孕，只是排卵较慢而已。

持续大约半年的基础体温记录，就可得知自己的生理周期变化。

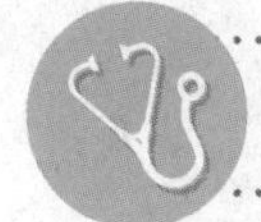

自己在家验孕

家用验孕产品在大部分的药店都有售，而且还不需要医生处方。这种测试方法的好处之一就是让你有更多的隐私，而且简便易于操作。你只要花几分钟就可以得到结果。

原理

怀孕自测的工作原理是，检测体内hCG（即人体绒毛膜促性腺激素）。一般在月经过期1～2周没来时通过尿液检测。

验孕方法

将尿液滴在含化学物质的验孕棒上，或都将验孕棒放在尿液中3～5秒后取出，平放30秒到5分钟，观察结果。10分钟后无法准确判定。

结果判定

阴性只出现对照线，表示没有怀孕。

弱阳性对照线、检测线都显色，但检测线显色弱，表示可能怀孕，数日后用晨尿重测。

阳性对照线、检测线都显色，检测线显色明显清晰，表示已经怀孕。

强阳性对照线、检测线都显色，但检测线显色强于对照线，表示怀孕一段时间。

无效无任何色线出现，表明试验失败或验孕纸（棒）变质损坏。

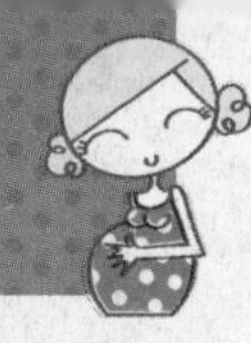

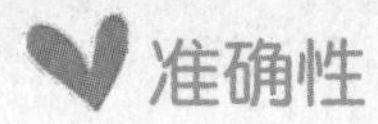

准确性

虽然一些验孕产品号称具有99%的准确率，也不要过分轻信自测结果。据统计，验孕试纸的正确测试率差异很大，从50%～98%不等。

已怀孕的时候，由于测试的时间和方法不对，会导致测试结果呈阴性，被认为未怀孕。

未怀孕的时候，由于不少非怀孕因素的影响，会导致测试结果呈阳性，被认为已怀孕。

造成检测结果为假阴性（实际已怀孕）的因素很多，如尿中带血，近期有过的怀孕（在小产、人工流产或生育后都可以发现hCG激素）、卵巢肿瘤等病症，或服用一些生育药品等，都会将未孕显示为已孕。

提高准确性的方法

提高自我检测的准确度，按照下列方法做：

（1）注意包装盒上的生产日期，不要使用过期的测试卡，因为化学药剂时间长了就会失效。

（2）为了减少测试不准的机率，具体操作之前要仔细读测试卡使用说明，并小心谨慎地按照说明去做。

（3）早起的尿液一般有最高的hCG值，用早起第一次排出的尿液会测出最准确的结果。

（4）如果你对测试结果拿不准，可以到医院咨询医生，在医生的指导下完成测试。例如，你进水过多尿液稀释，医生会告诉你用不用重新再做一次测试。如果测试结果呈阳性但检测线很不明显，你就该假设自己怀孕了，医院做检查。

（5）如果自测结果呈阴性，1周之后月经仍未来潮，你应该再做一次自测。如果是阳性，就要去看医生。

（6）最重要的还是，相信自己身体发出的信号。如果身体的症状告诉你怀孕了或都没怀孕，不管自测结果如何，都应该去医院检查一下。

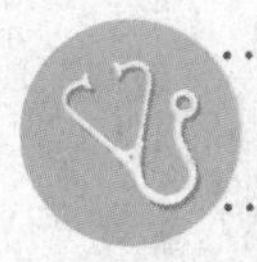

上医院检查

人绒毛膜促性腺激素（hCG）检查

孕卵着床后滋养细胞分泌hCG进入血或尿中。通过免疫学方法测定尿或血中的hCG的存在和含量，可以协助诊断是否早孕。

hCG即绒毛膜促性腺激素，是测定准妈妈是否受孕最常用的妊娠试验激素。完整的hCG全部是由胎盘绒毛膜的合体滋养层产生，hCG的主要功能就是刺激黄体，有利于雌激素和黄体酮持续分泌，以促进子宫蜕膜的形成，使胎盘生长成熟。

受精后第6日受精卵滋养层形成时，开始分泌微量hCG。着床后能在母血中检测出hCG。于妊娠早期分泌量增长快，约2日增长一倍，至妊娠8～10周血清hCG浓度达高峰。在妊娠8～10周以后，hCG逐渐下降，直到大约20周达到相对稳定。通过血液定量检查hCG值，比普通的用早孕试纸定性检测尿液，更灵敏、更准确地对是否妊娠做出反应，其准确率在99%以上。

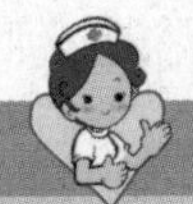

人/绒/毛/膜/促/性/腺/激/素/（hGG）/检/查

检查结果解读

一般正常人β-hCG测定值小于3.1国际单位/升，如果超过5国际单位/升就可以考虑受孕可能，如果超过10国际单位/升基本可以确定怀孕。孕后35～50天hCG可升至大于2500国际单位/升。

正常妊娠早期的血清hCG水平（以下单位均为国际单位/升）

0.2～1周内	5～50	1～2周	50～500
2～3周	100～5000	3～4周	500～10000
4～5周	1000～50000	5～6周	10000～100000
6～8周	15000～200000	2～3月	10000～100000

* 妊娠周数从受精卵着床后开始

血hCG持续增速缓慢可提示能有异位妊娠

●每两天β-hCG增加的量小于66%可提示：异位妊娠或宫内孕发育不良的可能性很大。

异位妊娠的早期诊断主要是检测血绒毛膜促性腺激素（hCG）。hCG是妊娠时所分泌的特异性激素，β-hCG可用于协助异位妊娠早期未破裂的诊断。

正常发育的绒毛所分泌的hCG量很大，β-hCG每两天增加的量大于66%，可以诊断为宫内妊娠；如果增加的量小于66%，则异位妊娠或宫内孕发育不良的可能性很大。

如果连续两次增加速度缓慢，表明异位妊娠或者胚胎发育迟缓；如果hCG值持续而明显地下降，比如今天是17，后天是15，再过两天是10，应及时进行B超检查，如B超表明胎儿已停止发育，最好做清宫手术。

B超检查诊断怀孕（特需人群）

判断早孕最准确的方法就是B超检查。早孕B超检查可以看到孕囊位置、孕囊大小，还可以看到胎心和胚芽。B超检查一般在妊娠5周左右才能进行，因为那时孕囊才形成。

早孕B超检查还可以判断宫内妊娠和宫外妊娠。通过早孕B超检查，一方面可以确诊是否怀孕，一方面也可以诊断出是否有异常妊娠，判断是宫外妊娠还是宫内妊娠，胚胎是否存活，确定是否有先兆流产或胎儿停止发育。

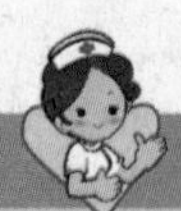

B/超/检/查/诊/断/怀/孕

检查结果解读

B超检查宫内未见孕囊提示可能有异位妊娠

●B超检查宫内未见孕囊可提示：可能异位妊娠。

孕早期用B超检测妊娠囊和胎心搏动可以帮助诊断异位妊娠。早期异位妊娠，B超显像可见子宫增大，但宫腔空虚，宫旁有一低回声区，妊娠位于宫外，即可诊断为异位妊娠。

异位妊娠一般在怀孕至少1个月以上才能用B超检查出来。

异位妊娠的主要临床表现是停经、腹痛、阴道流血，异位妊娠包块破裂时可引起腹腔内出血，甚至失血性休克。如果准妈妈孕早期出现剧烈腹痛，须及时就诊。

流产检查

B超检查 一般在孕5～6周可见胎囊，孕6～7周可见胎芽。当临床尚无流产征象时，经B超检查即可发现枯萎孕卵。图像仅见一较大胎囊内为无回声区。

妊娠试验 为进一步了解流产的预后，多选用放射免疫法连续进行血β－hCG的定量测定，正常妊娠6～8周时，其值每日应以66%的速度增长，若48小时增长速度＜66%，提示妊娠预后不良。

基础体温 早期妊娠应保持高温曲线，持续16周左右，逐渐正常。有流产先兆时如基础体温与正常妊娠相同，预后良好；若较正常妊娠降低者，预后不良。

激素测定 由于内分泌异常可能致流产，可根据不同情况测定激素，以判断流产的可能性。

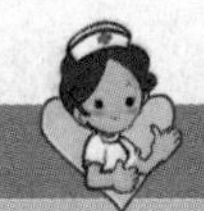

流／产／检／查

检查结果解读

妇科检查异常提示可能流产

- **有停经史，有阴道流血，且子宫出血量似月经量或较经量多，提示：可能流产。**
- **流血开始时为鲜红，时间长变为暗红色或褐色，伴有腹痛及其他排出物，提示：可能流产。**
- **B超检查发现孕卵枯萎，提示：可能流产。**

准妈妈妊娠不满28周，胎宝宝尚未具备独立生存能力而中断妊娠，

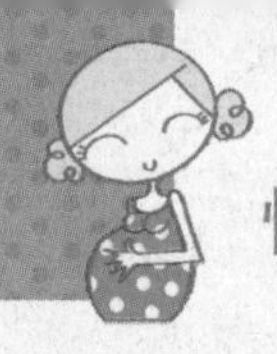

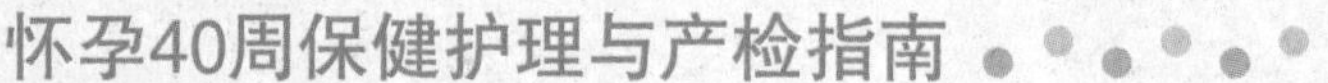

称：流产，俗称“小产”。流产的主要症状是腹痛和阴道流血，这是由于胎盘剥离和子宫收缩所造成的。但是这个逼出妊娠物的过程却是变化多端的，因而流产的表现也是不尽相同。

血清孕酮和血hCG含量测定持续降低提示可能有先兆流产

● **孕酮持续降低，提示：可能预示先兆流产。**

孕酮是女性维持妊娠的必要条件，尤其对早期妊娠的支持十分重要。孕酮维持在正常水平会使子宫肌纤维松弛，兴奋性降低，同时降低妊娠子宫对宫缩素的敏感性，怀孕的过程中减少子宫收缩，有利于受精卵在子宫内生长发育。保持孕酮的正常值非常重要，高浓度的孕酮对增大的子宫起着明显的镇静作用。孕早期，准妈妈体内的孕酮应该是持续上升的。

● **β-hCG值表现为持续降低，提示：可能预示先兆流产。**

准妈妈体内的血hCG和孕酮在妊娠期并不是一致的：孕酮是持续上升，而血清hCG在妊娠早期增长的速度非常快，1.7～2天即增长一倍，至妊娠8～10周达最高峰，一直持续到12周后迅速下降，然后保持一定的水平。

孕早期，准妈妈随着妊娠进展，血清hCG含量和孕酮值一样应该逐渐增高。如果准妈妈体内的孕酮和β-hCG值均表现为持续降低，往往是预示先兆流产。

● **先兆流产的原因一般有以下几点：**

胚胎不健全 胚胎不健全是最主要的原因，这种原因所引起的流产，其实可说是一件好事。因为不正常的胎宝宝，如果真的足月产下，也会有畸形或异常。

准妈妈营养不良 有的准妈妈早期会出现严重的妊娠恶心、剧吐，以致极度营养匮乏，对胚胎的发育有很大的影响，容易发生流产。

感染等其他原因 准妈妈患了流感、风疹等急性传染病，会由于高热、细菌病毒释放的毒素而致流产；脐带供氧不足、羊水疾病、胎盘病毒感染以及某些妇科炎症等，会引起流产；早孕期间不恰当的性生活也易引起流产。

● **流产的种类：**

流产发生于孕12周前者，称为早期流产；发生于12周后者，称为晚期流产。但其实流产大多有一定的发展过程，虽然有的阶段临床表现不明显，且不一定按顺序发展，但临床上还是把流产划分出一些类型：先兆流产、难免流产、不全流产和完全流产。

先兆流产 有流产的表现，但经保胎处理后，可能继续妊娠至足月者。通常发生在妊娠早期，仅有少量阴道流血，伴发轻微的间歇性子宫收缩。检查时子宫口未开大，羊膜囊未破裂，子宫大小与停经月份相符，妊娠试验呈阳性。

难免流产(不可避免流产) 有先兆流产的症状，胚胎继续与子宫壁分离，流血时间长、出血量增多，超过正常月经量，且有血块排出，阵发性下腹部疼痛加剧，为痉挛性或为坠胀感。检查子宫口逐渐开大，妊娠月份较大的，有的羊膜囊已膨出或破裂，流产势必发生，妊娠已不能继续。

不全流产 常发生于较晚期妊娠，胎盘正在发育或已形成，流产时胎儿及部分胎盘排出，部分胎盘仍附在子宫壁上，子宫不能很好收缩，以致阴道流血甚多。残留的胎盘可形成胎盘息肉，反复出血，易诱发感染。

完全流产 通过先兆及难免流产过程，在短时间内胚胎组织完全排出，流血、腹痛停止。

稽留流产 亦称过期流产或死胎不下。指胚胎停止发育后2个月尚未自然排出者。准妈妈妊娠早期多有先兆流产经过，此后子宫不再长大，反渐缩小，且亦不像一般妊娠那样柔软。妊娠试验从阳性变为阴性，胎盘机化与子宫壁紧密粘连，不易分离。另一方面，因性激素不足，子宫收缩力降低，不易排出而稽留宫腔。如怀疑胚胎停止发育，可用B超观察，及时做出诊断及处理。

习惯性流产 连续3次以上自然流产称为习惯性流产，且流产往往发生于同一月份，而流产的过程可经历前述的各种类型。

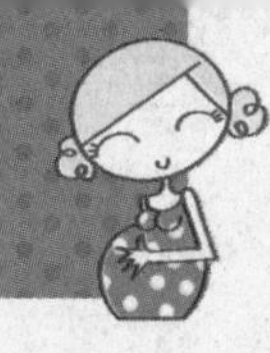

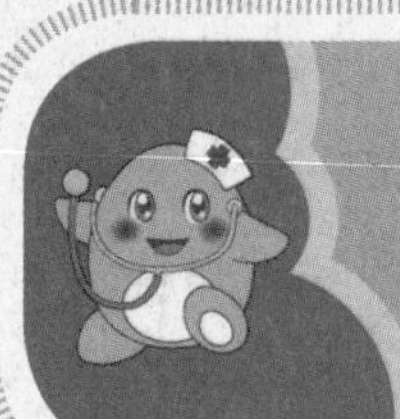

孕3月保健与产检
（9～12周）

母体和胎儿变化

母体的变化

•第9周

1.妊娠反应会更加强烈。

2.乳房胀大，在乳晕、乳头上开始有色素沉着，颜色发黑。

3.腰围也增大了，腰部有沉重感。通过妇科检查，已能查出子宫底在耻骨联合上2～3横指，但腹部外形无明显变化。

4.阴道分泌物增多，容易发生便秘和腹泻。

•第10周

1.妊娠反应还会持续。

2.准妈妈静息时心输血量增加。

•第11周

1.现在早孕反应开始减轻，再过几天恶心呕吐、食欲不振的现象就要结束了，你会时常感到饥饿。

2.乳房变化明显，出现胀痛和刺痛感。乳晕乳头开始着色、变深，阴道分泌物（白带）日渐增多。

3.子宫将上升到骨盆以上，增大的子宫压迫膀胱和直肠，可产生尿频和便秘的症状。

•第12周

1.孕早期在本周结束。妊娠初期症状逐渐消失。

2.消化道的各器官随着子宫增大，

其解剖位置也发生的相应的变化，如胃趋向水平位，肝向上、向右后方移位等。

3.子宫如新生儿胎头大，子宫底达耻骨联合上2～3横指。

胎儿的成长

• 第9周

1.胚胎已经可以称为胎宝宝了，总长约25毫米。

2.手臂更长了，臂弯处肘部已经形成，手部在手腕处有弯曲，两脚开始摆脱蹼状的外表，可以看得见脚踝。

3.头部很大，脸形初具，眼睑、声带、鼻子已经明显。

4.所有的神经肌肉器官都开始工作了，生殖器官已经在生长了，不过，还不能通过B超检查辨认宝宝的性别。

• 第10周

1.胎宝宝的身长可达4厘米，形状像扁豆荚。

2.手臂更加长，肘部更加弯曲。腕和脚踝发育完成并清晰可见，指甲开始出现。手、脚、头以及全身都可以灵巧活动了。

3.肠管也内移腹腔了，胃开始产生一些消化液，肝脏开始制造血细胞，肾脏也可以从胎宝宝血液中析出某些废物(尿酸)。

4.视网膜已完全着色，眼睑黏合在一起。味蕾开始形成。

• 第11周

1.身长可达到4～5厘米，体重达到14克左右。

2.皮肤变得更厚，没有那么透明了。身体比例越来越接近新生儿的。

3.女性胎宝宝的阴道开始发育，男性胎宝宝的阴茎也以开始辨认得出了。胎宝宝的姿势看起来更直了。

• 第12周

1.身长可达到6.5厘米左右，已经初具人形。

2.各种器官基本形成，维持生命的器官已经开始工作，如肝脏开始分泌胆汁、肾脏分泌尿液到膀胱等。

3.手指和脚趾完全分开，部分骨骼开始变得坚硬。已有皮肤的感觉。

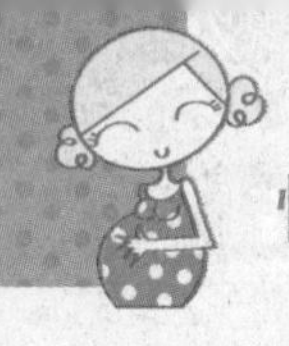

母婴保健与重点关注

孕3月母婴保健要点

怀孕第3个月，仍然处于孕早期，准妈妈还是比较容易流产，生活细节上仍须留意小心。

准妈妈平常如果有做运动的习惯，仍然可以继续，但必须是轻松的，如舒展筋骨的体操或散步。剧烈运动应避免尝试，也不宜搬重物和长途旅行。至于做家务可请丈夫分担，不要勉强，上下楼梯要平稳，尤其应随时注意腹部不要受到压迫。

职场妈妈要保持愉快的情绪，以免因心理负担过重、压力太大而影响胎儿的发育。此时若能取得同事和上司的谅解，继续工作应不成问题。

在这个阶段，夫妻最好不要进行性生活，至少也需要节制，且避免压迫到腹部的体位，时间则越短越好。

此外，为了预防便秘，准妈妈最好养成每天定时入厕的习惯，下腹部不可受寒，注意时时保暖，不熬夜，保持规律的生活。若准妈妈身体的分泌物有所增加，容易滋生病菌，应该每天淋浴，以保持身体的清洁。

如果发生下腹疼痛或稍许出血，可能是流产的征兆，应立刻去医院就诊。

慎重对待孕早期感冒

如果准妈妈感冒了，但不发热，或体温不超过38℃，可增加饮水，补充维生素C，充分休息，感冒症状就会得到缓解。如果有咳嗽等症状，可以在医生的指导下服用药物，准妈妈千万不可以自己随意服药。

孕早期患流感危害大

如果准妈妈在怀孕早期患上流行性感冒，并伴有高热，对胎儿的影响就会较大。病毒可透过胎盘屏障进入胎儿体内，有可能造成胎儿先天性心脏病、兔唇、脑积水、无脑和小头畸形等。感冒造成的高热和代谢紊乱产生的毒素会刺激子宫收缩，造成流产，新生儿的死亡率也会因此增高。

但在孕早期若只患有普通感冒，对胎宝宝影响不大，此时可选用板蓝根冲剂等纯中成药，并且多喝开水，同时要注意休息，补充维生素C，感冒很快就会好。

如果患有流行性感冒，并伴有高烧，应及时到医院就诊。

孕期洗澡的注意事项

女性怀孕以后由于机体内分泌的改变，新陈代谢逐步增强，汗腺及皮脂腺分泌也会随之旺盛。因此，孕妇更应该多洗澡。

孕妇洗澡与常人有所不同，有很多需要注意的地方，若不注意，有可能对孕妇及胎儿的健康带来不利影响。那么孕妇洗澡该注意哪些问题呢?

1.洗澡的水温不可过高

据近代医学研究表明，洗澡水温过高会损害胎儿的中枢神经系统。据临床研究测定，若孕妇体温比正常体温上升2℃，就会使胎儿的脑细胞发育停滞；如果上升3℃，则有杀死脑细胞的可能。孕妇洗澡时的水温应掌握在38℃以下。

2.冬季不宜在浴罩内洗澡

孕妇在浴罩内洗澡容易发生晕厥，同时胎儿也会出现缺氧，胎心心跳加快等现象，严重者还可使胎儿神经系统发育受到不良影响。

3.洗澡应采用淋浴的方式

女性怀孕后机体的内分泌功能发生了多方面的改变，阴道内具有灭菌作用的酸性分泌物减少，体内的自然防御机能降低，此时，如果坐浴，水中的细菌、病毒极易随之进入阴道、子宫，导致阴道炎、输卵管炎等。另外，站着洗澡不用弯腰，尤其适合孕晚期弯腰困难的孕妇。若没有洗淋浴的条件，可以擦澡或用脸盆、水桶盛水冲洗。最好不要去澡堂洗澡，避免腹部长期浸在热水中。

4.避免滑倒

孕妇身体越来越重，行动不方便，为确保安全，洗澡时应注意扶着墙边站稳，防止滑跌。特别是孕晚期，由于行动不方便或合并高血压、水肿等，洗澡时最好请家属帮忙。

5.洗澡时间不宜过长

孕妇洗澡时间过长，会造成胎儿缺氧，胎儿脑缺氧时间如果过长，则会影响神经系统的生长发育。因此，孕妇一般要控制自己洗澡时间不宜超过15分钟，或以孕妇本身不出现头昏、胸闷为度。

阴道出血不可小视

据统计，至少有20%的准妈妈在怀孕初期有过出血的情况。这种情况可称为“妊娠月经”，但这并非是真正的月经，很多女性因为妊娠月经而不

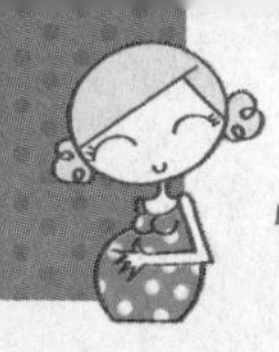

知道自己已经怀孕，这是很危险的。

诊断怀孕后，一旦出现出血状况，就应到医院及时检查和治疗。假如是先兆性流产，医生会采取措施进行保胎；假如是宫外孕，那是越早治疗对身体的伤害越小；如果是妇科疾病，那么采取适当的治疗，并不会影响到孩子在母体内的生长发育。如果不及时就医，按照经验来处理，弄不好便会出现无法挽回的结果。

孕早期谨防宫外孕

宫外孕是指由于某种原因，受精卵在子宫腔以外的其他地方着床（正常怀孕应该是受精卵在子宫内着床发育成胎儿）。由于子宫腔以外的地方没有良好的生长环境，胎儿成长至某一程度后即会死亡或将着胎部分撑破，产生大量腹内出血，造成大出血，引起休克，甚至危及准妈妈生命。以输卵管妊娠最多见。发生宫外孕的准妈妈一般会有以下症状，准妈妈应予以重视，若情况严重应立即送医院救治。

停经多数人在发病前有短暂的停经史，大都在6周左右。但有的人因绒毛组织所产生的绒毛膜促性腺激素，不足以维持子宫内膜，或因发病较早，可能将病理性出血误认为月经来潮，以为自己并没有停经史。

剧烈腹痛这是输卵管妊娠的主要症状，发生率在95%，常为突发性下腹一侧有撕裂样或阵发性疼痛，并伴有恶心呕吐。刺激膈肌时，引起肩胛部放射性疼痛，当盆腔内有积液时，肛门会有坠胀和排便感。

阴道不规则出血多为点滴状，深褐色，量少，不超过月经量。阴道出血是因子宫内膜剥离，或输卵管出血经宫腔向外排放所致。腹痛伴有阴道出血者，常为胚胎受损的征象。只有腹痛而无阴道出血者多为胚胎继续存活或腹腔妊娠，应提高警惕。

晕厥与休克由于腹腔内急性出血和剧烈疼痛所致。出血愈多愈快，其症状出现愈迅速、愈严重。可引起头晕、面色苍白、脉细、血压下降、冷汗淋漓，因而发生晕厥与休克等危象。

及早发现葡萄胎

葡萄胎是一种妊娠期的良性肿瘤，是胚胎的滋养细胞绒毛水肿增大，形成大小不等的水泡，相连成串，像葡萄一样，故称葡萄胎。

发生葡萄胎的准妈妈，一般表现为闭经后的6～8周不规则阴道出血，最初出血量少，为暗红色，后逐渐增多或继续出血。可伴有阵发性下腹痛，腹部呈胀痛或钝痛，一般能忍受，常伴有阴道流血和妊娠呕吐。

患有葡萄胎的准妈妈，在孕早期就有妊娠高血压综合征征象，如高血压、下肢水肿和尿中有白色絮状沉淀。在妊娠4个月左右，临近自行排出时可发生大出血，并可见到葡萄样组织。

一旦发现以上症状，应及时将准妈妈送往医院就诊。葡萄胎一旦确诊后应及早手术，以求保留子宫，避免其发生远处转移。

办理孕妇保健手册

有些医院可能会在第一次产检时，向准妈妈提出关于建立孕妇保健手册的相关事宜，但是一般情况下，医生不会在准妈妈第一次产检时就要求准妈妈马上建立孕妇保健手册，而是在妊娠3个月后，准妈妈确定了产检和分娩医院再办理相关事宜。

准妈妈在办理保健手册时，应带好户口本、准生证，在户口所在地的妇幼保健机构办理。在建立孕妇保健手册时，应进行一次包括血常规、尿常规、肝功能、肾功能、B超、体格检查等项目的全面身体检查。有病史的准妈妈还要增加心电图检查等项目。

准妈妈在办理好孕妇保健手册后，可到选定医院建立病历。

孕期胎教不可忽视

胎教的实施方法很多，如果对其进行系统、科学地分类，应该分为下面十种。所有具体的胎教方法和措施，无论是早期的还是晚期的，单一的还是综合的，都基本属于这十种胎教的范畴。例如，斯瑟蒂克夫妇的胎教方法，是以子宫对话即语言胎教为主，并综合其他的胎教方法。

胎教的十大方法

1.营养胎教　2.环境胎教　3.情绪胎教
4.语言胎教　5.运动胎教　6.抚触胎教
7.音乐胎教　8.意念胎教　9.美育胎教
10.光照胎教

1.营养胎教

营养胎教是根据孕期胎儿发育的特点，合理指导孕妇摄取食品中的各种营养素，以促进胎儿的生长发育。

营养是胎儿生长发育的物质基础，大脑的发育需要特定的营养素，所以科学合理的营养供给也是胎教的前提。合理营养并非只是填饱肚子或者吃得越多越好。营养要全面，食品要多样，饮食要有规律，进食要适量。必须补充的营养素有：蛋白质、

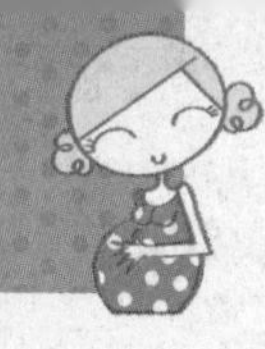

谷物类、维生素类、微量元素和无机盐类及必须脂肪酸。

适宜的实施时间 得知怀孕开始到整个孕期结束。

2.环境胎教

环境胎教是指为胎儿营造一个良好、健康的内外生活环境，确保胎儿能够健康、愉快地成长。

胎儿所处的环境可分为内环境和外环境，内环境指的是胎儿居住于母体内的环境，外环境是准妈妈所处的生活环境、工作环境及心理环境。

外界环境的优劣能通过孕妇的感受传递给胎儿，因此准妈妈居室要安静、舒适、幽雅，还要经常到室外去散步，接触美好的自然环境。

适宜的实施时间 得知怀孕开始到整个孕期结束。

3.情绪胎教

情绪胎教，是通过对准妈妈的情绪进行调节，使之忘掉烦恼和忧虑，创造清新的氛围及和谐的心境，通过准妈妈的神经递质作用，促使胎儿的大脑得以良好的发育。

现代生理学研究发现，准妈妈的情绪和智力活动直接影响内分泌的种类和量，而内分泌物质经血液流到胎儿体内，使胎儿受到影响。准妈妈心情稳定，因而会产生好的荷尔蒙，这些好的荷尔蒙会经由内分泌系统传输到胎盘，因而影响胎儿潜能的开发。

适宜的实施时间 得知怀孕开始到整个孕期结束。

4.语言胎教

准妈妈及家人用文明礼貌、富于哲理和韵律的语言，有目的地对子宫中的胎儿讲话，给胎儿的大脑新皮质输入最初的语言印记，为后天的学习打下基础，此种方式称为语言胎教。

胎儿不断接受语言波的信息，使其在空白的大脑上增加“语音符号”。优美的语言不但可以刺激胎儿大脑的生长发育，而且可使孕妇自身调节，进入愉快和宁静的状态。怀孕晚期胎儿已具备了听力和感觉能力，对父母的言行会作出一定的反应，似乎有种“心理感应”，而且出生后在脑子里形成了记忆。

适宜的实施时间 怀孕第16周开始。一般早上醒来，或午睡醒来，以及晚上临睡前都可以进行语言胎教。

5.运动胎教

运动胎教是指，准妈妈适时、适当地进行体育锻炼和帮助胎儿活动，以促进胎儿大脑及肌肉的健康发育。研究表明，凡是在宫内受过“体育”运动训练的胎儿，出生后翻身、坐立、爬行、走路及跳跃等动作的发育都明显早于一般的宝宝。

此外，运动有利于准妈妈正常妊娠及顺利分娩。

适宜的实施时间 从得知怀孕到整个孕期结束，准妈妈都可以通过自己适当的运动，达到胎教的效果。妊娠20周至36周准妈妈可以对胎儿进行运动训练。

6.抚触胎教

父母用手轻轻抚触胎儿或轻轻拍打胎儿，通过孕妇腹壁传达给胎儿，形成触觉上的刺激，促进胎儿感觉神经和大脑的发育。

经过抚触训练出生的婴儿，肌肉活动力较强，对外界环境的反应较灵敏，在生后翻身、爬行、站立、行走等动作的发展上都能提早些。

在抚触时应注意胎儿的反应，可诱发胎儿“胎动应答”，但如胎儿用力踢腿，应停止抚触，宫缩出现过早的孕妇不宜使用抚触胎教法。

适宜的实施时间 怀孕第17周开始。

7.音乐胎教

通过对胎儿有规律地传输优良的乐性声波，促使其脑神经元的轴突、树突及突触的发育，为优化后天的智力及发展音乐天赋奠定基础，称为音乐胎教。

音乐的节奏作用于准妈妈，也能影响胎儿的生理节奏，使胎儿从音乐当中受到教育。通过健康的音乐刺激，准妈妈从中获得安宁与享受，分泌酶和乙胆碱等物质，通过胎盘传递给胎儿，使胎儿心律平稳，使胎儿大脑的发育获得良好的刺激。

适宜的实施时间 在得知怀孕后到妊娠第16周，准妈妈可通过自己听音乐改善心情，达到胎教的效果。妊娠16周后可直接对胎儿进行音乐胎教。

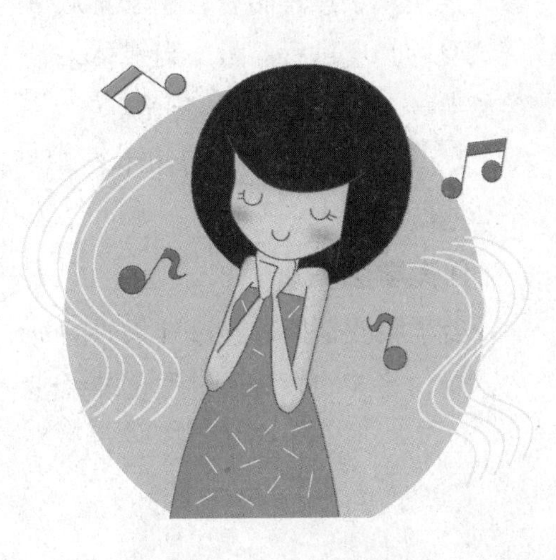

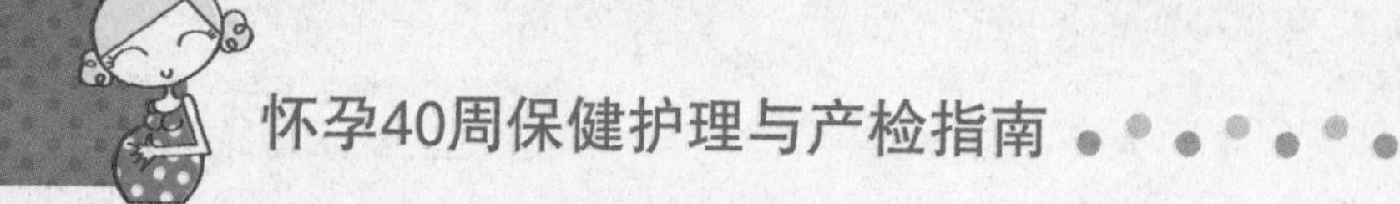

8.意念胎教

意念胎教是指，准妈妈积极展开美好的联想，在意识中形成令人愉悦的意念，从而对胎儿的生长发育产生积极的影响。

母亲与胎儿具有心理与生理上的相通，从胎教的角度看，孕妇的想像是通过母亲的意念构成胎教的重要因素，转化、渗透在胎儿的身心感受之中。同时母亲在为胎儿形象的构想中，会使情绪达到最佳的状态，而促进体内具有美容作用的激素增多，使胎儿面部器官的结构组合及皮肤的发育良好，从而塑造出理想中的胎儿。

意念胎教其实很宽泛，凡是将良好的心理感受传递给胎儿的有益过程，都属于这一范畴。例如美学胎教，其实属于意念胎教，由于其从审美感受的角度进行胎教，自成体系、蕴涵丰富，所以专门独立出来。

适宜的实施时间 从得知怀孕到整个孕期结束。

9.美学胎教

美学胎教是指，通过准妈妈的身心感受，将美的教育通过生化神经递质传输给胎儿，这样不仅可以促进胎宝宝大脑细胞和神经系统的发育，同时，也陶冶了准妈妈的情感，促进了准妈妈和胎儿的心理健康。

美学胎教是根据胎儿意识的存在，通过准妈妈对美的感受而将美的意识传递给胎儿的胎教方法。美的意识主要源于三个方面：形象美、自然美和艺术美。

适宜的实施时间 从得知怀孕到整个孕期结束。

10.光照胎教

光照胎教是指，在胎儿期适时地给予光感刺激，促进胎儿视网膜光感受细胞的功能尽早完善。

光照对视网膜以及视神经有益无害，利用彩色超声波观察，光照后，胎儿立即出现转头避光动作，同时，心率略有增加，脐动脉和脑动脉血流量亦均有所增加，这表明胎儿可以看到射入子宫内的光亮。胎儿的感觉功能中视觉的发育最晚，7个月的胎儿视网膜才具有感光功能。

适宜的实施时间 怀孕第24周开始。

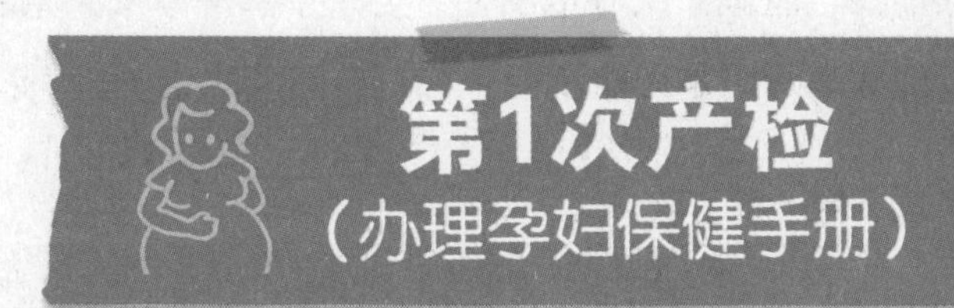

第1次产检（办理孕妇保健手册）

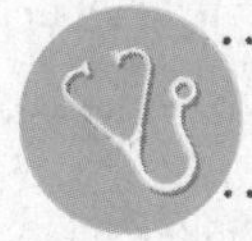

准妈妈的常规检查

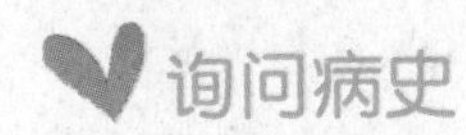

询问病史

准妈妈第一次产检，医生会详细地询问准妈妈及配偶的疾病史、个人史和家族史等，包括：姓名、年龄、职业、结婚年龄、胎产次数、末次月经、过去及此次妊娠的经过以及准妈妈的患病史或手术史、家庭成员的疾病史、有无遗传病史、有无胎分娩史以及生殖器官异常等，还有准妈妈妊娠早期有无病毒感染史、用药史、放射线接触史。医生还会对孕妇进行生殖器官内诊检查，了解子宫、卵巢及盆腔的情况。

常规项目检查

从孕3月的第一次产检开始，以后的每一次产检都要进行常规检查，包括体格检查、测量身高、体重、体温、血压和心率等；进行常规项目检测，包括血常规、尿常规、肝肾功能、妇科检查、胎心测量等，通过这些常规检查可以了解准妈妈的身体状况和胎宝宝的发育状况，以及孕期出现的异常情况。

根据孕程的进展，每次产检都有相同的常规检查，当然也有不同的检查和监测重点，有时还要根据准妈妈个体情况的不同增加特殊项目的检测。比如，肥胖准妈妈要特别关注血脂数值等，监测孕期体重的增长；孕早期有感冒症状的准妈妈要注意血常规检查结果，查明感冒的类型，在医生指导下用药。

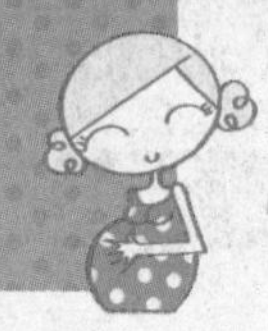

一般在第一次产检时应做一次心电图，主要是了解一下准妈妈的心脏功能，排除心脏疾病，以确认准妈妈是否能承受分娩，有问题的话要进内科及时治疗。

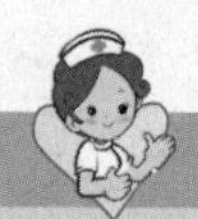

常/规/项/目/检/查

检查结果解读

血常规检查结果异常提示可能的感冒类型

•白细胞计数及分类

●白细胞计数(WBC)高值时，可提示：可能有急性感染、组织损伤等。白细胞总数的增高视感染范围、严重程度及机体反应情况而有所不同。

●白细胞计数(WBC)低值时，可提示：可能有各种感染，如病毒感染(肝炎、感冒、风疹)，细菌感染(伤寒、波状热)。病毒感染是最常见的原因之一，尤其是病毒性感冒。如无明确原因的白细胞减少，为原发性白细胞减少症。

●中性粒细胞(GRN)高值时，可提示：最常见急性化脓性细菌感染等，如金黄色葡萄球菌、肺炎链球菌等。

由于中性粒细胞在白细胞中所占百分率最高(50%～70%)，因此它的数值增减是影响白细胞总数的关键。轻度感染时白细胞总数可正常，分类时可见中性粒细胞百分率增高；中度感染时白细胞多＞10×10^{9}/L并可伴轻度核左移；重度感染时白细胞明显增高＞20×10^{9}/L并出现明显的核左移。

感染过于严重如感染中毒性休克或机体反应性较差时，白细胞可不增高反而减低但伴有严重的核左移。

●中性粒细胞（GRN）低值时，可提示：常见于某些革兰阴性杆菌（如伤寒、副伤寒沙门菌）感染及病毒感染（无并发症时）；或再生障碍性贫血及非粒细胞性白血病等。

●嗜酸性粒细胞（EOS）高值时，可提示：可能有过敏性疾病，如支气管哮喘，血管神经性水肿、风疹、食物过敏，血清病等。

嗜酸性粒细胞（EOS）减少，一般意义不大。常见于伤寒、副伤寒初期，或长期应用肾上腺皮质激素后。

●嗜碱性粒细胞（BAS）高值时，可提示：慢性粒细胞性白血病。

嗜碱性粒细胞（BAS）减少，一般意义不大。

● 淋巴细胞（LYM）绝对值增多，可提示：可能有某些病毒或细菌所致的传染病如风疹、流行性腮腺炎、结核病、百日咳、传染性单核细胞增多症、传染性淋巴细胞增多症、淋巴细胞白血病等。

● 淋巴细胞（LYM）绝对值减少时，可提示：可能某些传染病的急性期、放射病、应用肾上腺皮质激素、抗淋巴细胞球蛋白治疗、淋巴细胞减少症、免疫缺陷病等。

● 单核细胞（MID）高值时，可提示：可能有是某些细菌感染，如伤寒、结核、疟疾、亚急性感染性心内膜炎、急性感染的恢复期等。

单核细胞（MZO）减少，一般意义不大。

感冒一般分为病毒性感冒和细菌性感冒，其主要不同是致病因素不同，病毒性感冒是由于病毒所致，而细菌性感冒是由于细菌所致。

病毒性感冒 普通感冒、流行性感冒和病毒性咽炎等。细菌性感冒有：细菌性咽扁桃体炎。检查血常规就可以准确判断出感冒的类型。

病毒性感冒的血常规表现 白细胞一般不升高，中性粒细胞百分比下降而淋巴细胞百分比升高。

细菌性感冒的血常规表现 白细胞总数升高，中性粒细胞百分比升高而淋巴细胞百分比降低。红细胞系统和血小板一般没有太大变化。这时准妈妈身体会发热、头痛、咽痛、咳嗽。如果不及时治疗，会引发支气管炎、肺炎等。细菌性感冒可由病毒性感冒转化而来，也可能一开始就是细菌性感冒。

病毒存在于患者的呼吸道中，患者咳嗽、打喷嚏时经飞沫传染给别人。普通感冒，俗称伤风，是由鼻病毒、冠状病毒及副流感病毒等引起。这些普通感冒较流行性感冒传染性要弱得多，一般人在受凉、淋雨、过度疲劳后，因抵抗力下降容易得此病。得此类感冒的人，如果抵抗力强，常常可以自愈，一般是3～7天。而流行性感冒极易传播，一般在冬春季流行的机会较多，每次可能有20%～40%的人会传染上流感。所以备孕准妈妈和孕妇一定要注意隔离和治疗。

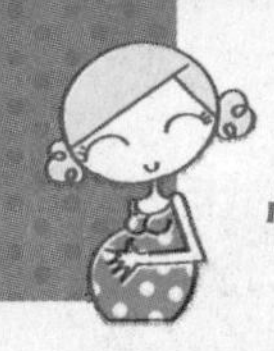

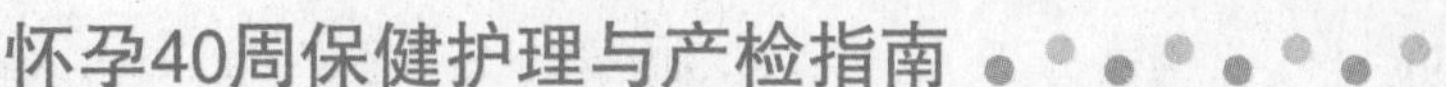

血常规检查结果异常提示血脂高

●总胆固醇和三酰甘油高值时提示：肥胖准妈妈需要警惕心脑血管疾病过早出现。

总胆固醇或三酰甘油数值就是人们所说的“血脂”的指标。

高脂血症是引起冠心病的最主要原因之一。高脂血症本身多无明显的症状，不做血脂化验很难被发现。

一般都以为高血脂是老年人容易得的疾病，其实，由于人们饮食结构的变化、脂肪摄入过、生活的不规律以及缺乏锻炼，许多年轻人也提前出现高血脂，高血脂对身体的损害是一个缓慢的、逐渐加重的隐匿过程，高脂血症患者如果同时有高血压或吸烟，就会加速动脉粥样硬化的进程，导致血管狭窄和阻塞，严重者则突然发生脑卒中（中风）、心肌梗死，甚至死亡。

肝肾功能检查结果异常提示可能有痛风

●尿酸高值时，可提示：有痛风可能。肥胖准妈妈尤其要注意。

尿酸是指人体内嘌呤代谢的最终产物。如果体内积聚过多的尿酸，会造成代谢失调，就是尿酸过高。一般来说，长期高尿酸会引起痛风，但并不是所有的尿酸过高都是痛风。如果运动时间过长而没有及时喝水，就会分泌抗利尿激素，使尿液中的水分减少；食用含有大量嘌呤的食物，如红肉、动物内脏等，这些都会使尿酸浓度短时增高，但是属于正常现象，不需要紧张。

肾脏疾病、年龄过大引起器官老化、痛风、血液病、高血压、肥胖、糖尿病、铅中毒等都会引起尿酸增高。所以，当肥胖准妈妈血尿酸过高时，应该先请医生确认引起尿酸过高的原因，再适当治疗。

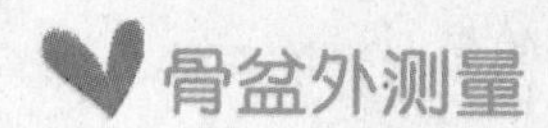

骨盆外测量

产道一般分软产道和骨产道两种，所谓骨产道就是指骨盆。骨盆是胎宝宝娩出时必经的通道，所以骨盆的形态和大小与分娩有着极大的关系。

为了避免准妈妈因骨盆狭窄而对分娩造成危害，准妈妈做产前检查时，医生就要通过对骨盆的测量，来了解骨盆的形状和大小，判断是否可以自然分娩。

如果准妈妈骨盆入口平面狭窄，容易发生胎位异常，分娩过程中常引起继发性子宫收缩乏力，导致产程延长或停滞；如果准妈妈中骨盆狭窄，产程中影响胎头内旋转，胎头长时间嵌顿于产道内，因缺血缺氧发生胎宝宝颅内出血；导致胎宝宝窘迫甚至死亡；或导致胎膜早破及手术助产增加感染机会，易发生新生儿产伤及感染，严重者可导致子宫破裂，危及准妈妈和胎宝宝的生命。

测量骨盆有外测量和内测量两种。初孕准妈妈及有难产史的准妈妈，在初次产前检查办理孕妇保健卡时，均应做骨盆外测量及检查。如果准妈妈在骨盆外测量中发现异常，就应进行骨盆内测量，骨盆内测量一般在孕28～34周进行。

骨盆外测量是用一把特制的尺子从体外测量骨盆的大小，这种方法简便易行，可以间接判断骨盆形状及大小。

骶耻外径 准妈妈左侧卧位，右腿伸直，左腿屈曲，测量第5腰椎棘突下至耻骨联合上缘中点的距离。正常值为18～20厘米。

髂棘间径 准妈妈伸腿仰卧在床上，测量两髂前上棘外缘的距离。正常值为23～26厘米。

髂嵴间径 准妈妈伸腿仰卧在床上，测量两髂嵴外缘最宽的距离。正常值为25～28厘米。

耻骨弓角度 准妈妈仰卧在床上，两腿弯曲双手紧抱双膝。测量者用左右两拇指尖斜着对拢，放置于耻骨联合下缘，左右两拇指平放于耻骨降支上面。测量两拇指间的角度，正常值为90°。

出口横径（坐骨结节间径） 准妈妈仰卧在床上，两腿弯曲双手紧抱双膝。测量时检查者面向准妈妈外阴部，触到坐骨结节，测量两坐骨结节内缘间的距离。正常值为8.5～9.5厘米。

体重测量

孕早期准妈妈的身体开始出现许多微妙的变化，孕期体重的监测管理也应该从此时开始。胎宝宝长大、胎盘增大、羊水增多、子宫增大、乳房增重、血液及组织液增多、母体脂肪增加，都会导致准妈妈的体重增加。准妈妈体重正常的增加，是营养良好的重要指标。

一般而言，使用体重指数评估准妈妈的营养状况较为准确，体重指数(BMI)＝体重（千克）/身高的平方（米^2）。

体重指数的评估标准
- 体重指数＜18，孕期体重增长以15～17.5千克为宜。
- 体重指数在＜18～24，孕期体重增长以12.5千克为宜。
- 体重指数＞24，孕期体重增长以不超过12.5千克为宜。

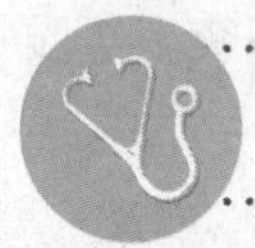

准妈妈的特殊检查

微量元素检查

根据科学研究，到目前为止，已被确认与人体健康和生命有关的必需微量元素有18种，即铁、铜、锌、钴、锰、铬、硒、碘、镍、氟、钼、钒、锡、硅、锶、硼、铷、砷，每种微量元素都有其特殊的生理功能。尽管它们在人体内含量极小，但它们却有参与体内各种酶或激素的合成、调节人体各种生理功能的作用，对于胎宝宝的生长发育同样也是必不可少的。

缺乏微量元素，会影响胎宝宝的体重增长，妨碍胎宝宝各个器官的发育，早产、流产、死胎、低出生体重儿也会增加。出生后则表现为先天不足、发育迟缓、智力低下等多种病症。准妈妈及时检查微量元素，可以及时补充，有利于胎宝宝的健康发育。

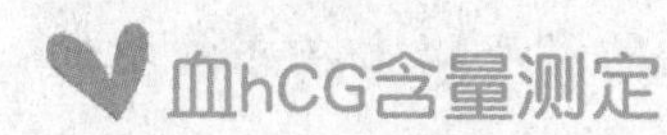

血hCG含量测定

妊娠不同时期以及各孕妇之间血清hCG绝对值变化大，一般非孕妇女血β-hCG＜100国际单位/升，妊娠期间血清hCG水平在妊娠最初3个月每约(1.7～2)天升高1倍。

对于多胎妊娠、宫外孕、胚胎发育迟缓、葡萄胎、某些内分泌疾病或肿瘤等，将血液hCG值结合临床情况及其他检查结果综合分析，往往可以得出正确的判断。

hCG的检查对早期妊娠诊断有重要意义，对与妊娠相关疾病、滋养细胞肿瘤等疾病的诊断、鉴别和病程观察等有一定价值。

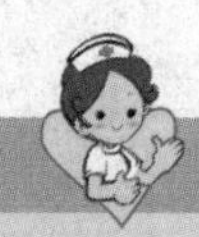

血/hCG/含/量/测/定

检查结果解读

孕8～10周后血hCG值仍持续上升提示可能是葡萄胎

葡萄胎时，滋养细胞高度增生，产后大量hCG，血清hCG滴度通常高于相应孕周的正常妊娠值，而且在停经8～10周以后，随着子宫增大仍继续持续上升，利用这种差别可作为辅助诊断。但也有少数葡萄胎，尤其是部分性葡萄胎因绒毛退行性变，hCG升高不明显。常用的hCG测定方法是血β-hCG放射免疫测定和尿hCG酶联免疫吸附试验。葡萄胎时血hCG多在100000U/L以上，最高可达1000000U/L，且持续不降。但在正常妊娠血β-hCG处于峰值时较难鉴别，可根据动态变化或结合超声检查作出诊断。

葡萄胎清宫后，尿或血hCG仍高值提示可能是绒毛膜上皮癌

绒毛膜促性腺激素的测定对诊断本病有重要参考价值。凡是产后或流产后，尤其是葡萄胎后，尿或血hCG值高于正常，且阴道流血持续不断，血量多少不定，有时亦可先出现一时性闭经，然后突然阴道出血；子宫复旧不良，宫体较大且软；出现胸痛、咳嗽、咯血等症状，即应考虑为绒毛膜上皮癌。

葡萄胎清宫找到绒毛膜上皮癌细胞提示绒毛膜上皮癌

葡萄胎刮出物病理检查，仅见大量滋养细胞及出血坏死，若见到绒毛，则可排除绒毛膜上皮癌的诊断；病检结果阴性者亦不能排除绒毛膜癌；找到绒毛膜上皮癌细胞，即可确诊。

绒毛膜上皮癌(绒癌)是起源于胚胎性绒毛膜的恶性肿瘤，是一种少见的恶性肿瘤，它常发生于子宫，但子宫并非唯一的原发部位。与妊娠有明显的关系，约50%的绒毛膜上皮癌发生于葡萄胎以后。

绒癌的转移途径以血行转移为主，最常见的转移部位为肺，可达60%～80%，其次为阴道和脑。一旦发病如不及时治疗，患者往往于一年内死亡。

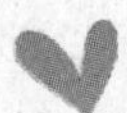B超检查排除不良妊娠

在整个孕期的产检中，按常规来说，准妈妈需要进行4次B超检查。

孕期的4次B超检查如下：

孕9～12周前（第1次B超检查）早期排除胎儿畸形和不良妊娠。

孕18～20周（第2次B超检查）筛查畸形胎儿。

孕30周左右（第3次B超检查）检查有无胎盘和羊水问题，及检查胎儿宫内安危，发育情况。

孕37～40周（第4次B超检查） 确定最终的胎位、胎儿大小、胎盘成熟程度、脐带缠绕状况、羊水量等，进行临产前的最后评估。

在妊娠过程中，若准妈妈的身体出现了一些特殊的情况，就可以按照自身的情况加做B超检查，但过多做B超检查也是没有必要的。

第1次产检时，若准妈妈出现孕早期阴道出血、单项hCG高值，可结合B超检查，排除或确定不良妊娠，如葡萄胎等。

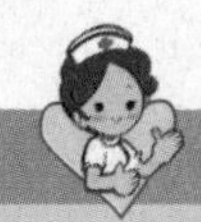

B/超/检/查/排/除/不/良/妊/娠

检查结果解读

B超检查见大小不等的无回声区提示可能是葡萄胎

B超检查是诊断葡萄胎的重要辅助检查方法，最好采用经阴道彩色多普勒超声。完全性葡萄胎的典型超声影像学表现为子宫明显大于相应孕周，无妊娠囊或胎心博动，宫腔内充满不均质密集状或短条状回声，呈“落雪状”，若水泡较大而形成大小不等的无回声区，呈“蜂窝状”。子宫壁薄，但回声连续，无局灶性透声区。常可测到两侧或一侧卵巢囊肿，多房，囊壁薄，内见部分纤细分隔。

彩色多普勒超声检查见子宫动脉血流丰富，但子宫肌层内无血流或仅为稀疏“星点状”血流信号。部分性葡萄胎宫腔内可见由水泡状胎块所引起的超声图像改变及胎儿或羊膜腔，胎儿常合并畸形。近年发现部分性葡萄胎在声像图上可出现胎盘组织中有局灶性囊性结构和妊娠囊横径增加的改变。

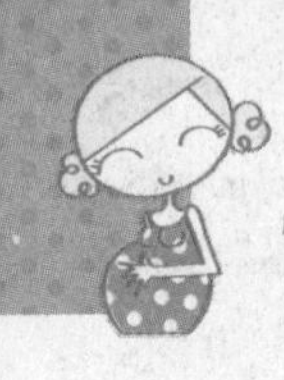

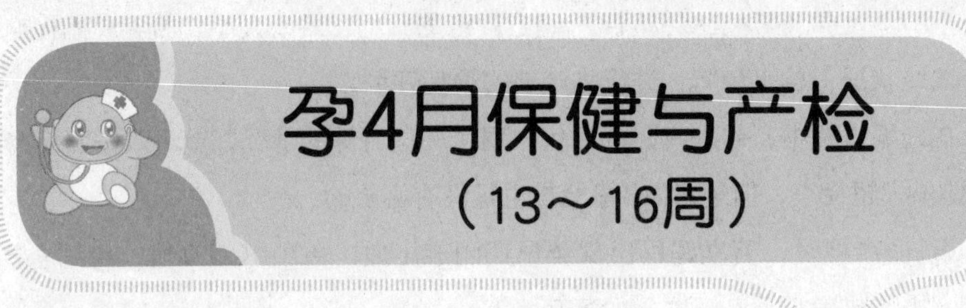

孕4月保健与产检
（13～16周）

母体和胎儿变化

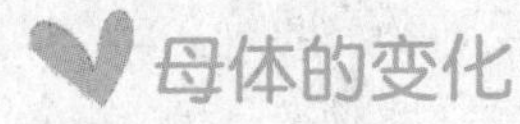

母体的变化

•孕13周

1.已进入了孕中期，腹部开始隆起。

2.妊娠反应缓解消失，胃口很好。

•孕14周

1.乳房明显增大，随时保持乳头的清洁，避免按摩乳房，以免诱发子宫收缩而流产。如发现乳头凹陷，要特别注意卫生，必要时请医生处理。

2.腹部已经开始隆起，但还不是很明显。

3.子宫会变大，会出现多尿，由于骨盆腔充血，并影响结肠，经常会发生便秘。

•孕15周

1.外形特征越来越明显了。

2.胃口很好，食量大增。

3.脸上的妊娠斑、肚皮上的妊娠纹可能越来越多。

4.有时还会出现牙龈充血或出血现象。

•孕16周

1.子宫膨隆，使腹部向前突出，腰椎前凸增加，骨盆前倾。

2.乳房继续膨胀。身体重心前移，加重背部肌肉的负担，常常会感到腰痛。

3.易感疲倦，并且有便秘、胃灼热和消化不良、胀气和水肿等症状，偶尔头痛或眩晕、鼻塞、牙龈出血等。

4.有的孕妇可出现脚和足踝轻微水肿，腿部静脉曲张，以及有稍许的白带等症状。

胎儿的成长

•孕13周

1.身长有75～90毫米，体重增加，胎盘有大约28克。

2.眼睛与耳朵更加接近成人，眼睑仍然紧紧地闭合，视觉在孕期第13周就已形成。

3.皮肤依旧比较薄，皮肤上有胎脂和毳毛出现。手指开始能与手掌握紧，手指上出现了指纹；脚趾与肢底也可以弯曲。

4.条件反射能力加强，如果准妈妈用手轻轻在腹部碰触，宝宝就会蠕动起来，但准妈妈感觉不到。

•孕14周

1.身长有75～100毫米，体重达到28克。

2.心脏搏动更加活跃，内脏发育也完成，消化器官与泌尿器官已开始发育，并有尿意，从由肝脏制造血液而转移到由脾脏制造血液。

3.可以做皱眉、鬼脸、斜眼睛、吮吸手指等动作。

•孕15周

1.身长大约有12厘米，体重达到50克。

2.开始打嗝，这是胎宝宝开始呼吸的前兆。

3.腿长超过了胳膊，手的指甲完全形成，指部的关节也开始运动。身体可以羊水中慢慢地游动。

4.可以通过B超分辨孩子的性别了。

•孕16周

1.身长大约有12厘米，体得150克左右。

2.肌体器官发育更加完善，循环系统和尿道已经完全进入了正常的工作状态。

3.能不断地吸入和呼出羊水，会抓、拉脐带玩耍。

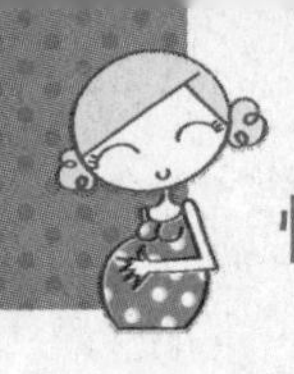

母婴保健与重点关注

孕4月母婴保健要点

怀孕第4个月，准妈妈早孕的一些不舒服的症状慢慢消失了，身心安定，但仍需小心。此时是胎儿进入快速发育的时期，准妈妈应保持身心的平静，以免影响到胎儿的健康发育。

为了使胎儿发育良好，准妈妈必须摄取充足的营养，蛋白质、钙、铁、维生素等营养素都要均衡地摄入，不可偏食。此时准妈妈有可能会出现妊娠贫血症，因此准妈妈要多补充铁质。

这一阶段，准妈妈的身体容易出汗、分泌物增多、容易受病菌感染，所以每天必须淋浴并且勤换内衣裤。

五大营养素不可缺乏

进入怀孕的第4个月，早孕反应停止，准妈妈的心情也逐渐平静下来，食欲也好了起来。此时，腹中胎宝宝的身体各个器官和组织也开始进入迅速发展期，即每天几乎以10克的速度增长，对营养物质的需求也非常大。如果此时期准妈妈营养不良，则可使胎儿细胞增殖减慢，甚至影响大脑的发育。准妈妈须对各种营养充分且均衡地摄取，才能让胎宝宝健康地成长发育。

1.优质蛋白质——胎宝宝生命的基础物质

蛋白质是生命的物质基础，大脑、血液、骨骼、肌肉、皮肤、毛发、内脏、神经、内分泌系统等都是由蛋白质组成的；对修补机体组织、维持机体正常代谢、提供热能等有非常重要的作用。

准妈妈缺乏蛋白质容易导致流产，并可影响胎宝宝脑细胞发育，使

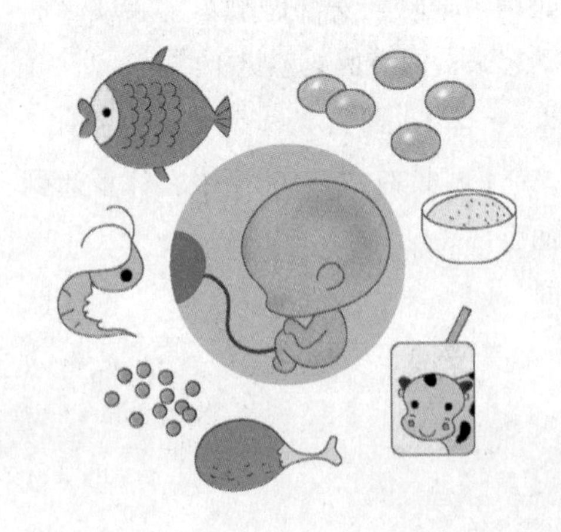

脑细胞分裂减缓、数目减少，并可对中枢神经系统的发育产生不良影响，胎宝宝出生后发育迟缓、体重过轻，甚至影响智力。

含优质蛋白质最多的食物

海产品 如甲鱼、牡蛎、墨斗鱼、章鱼、带鱼及虾等，母乳中含量也很高，它们为优质蛋白的最佳品。

家禽类 如牛肉、猪肉、羊肉、兔肉、鸡肉、鸭肉及蛋类等。

果实类 如花生仁、南瓜子、西瓜子、杏仁、核桃仁、葵花子等。

水产类 如鲫鱼、鲤鱼、鳝鱼等。

奶类 如牛奶、羊奶。

植物蛋白 大豆及大豆制品。

提示：摄取优质蛋白质时应动物性蛋白与植物性蛋白混合食用，这样，可使两者中的氨基酸相互补充，能更好地增加蛋白质的利用率。

2.脂肪——胎宝宝大脑发育的必需营养

脂肪中的脑磷脂、卵磷脂及DHA是胎宝宝大脑细胞中的主要原料，其中DHA能促进大脑细胞数量的增加和发育。研究显示：如果准妈妈在孕期摄入了充足的DHA，宝宝出生后会更加聪慧。

含脑磷脂、卵磷脂及DHA的食物

含动物性脂肪的食物 全脂奶及豆制品、肥肉，以及可可油和棕榈油。

含植物性脂肪的食物 豆油、芝麻油、玉米油、谷类食物中。

含DHA的食物 海鱼、鳝鱼、带鱼、鱼油中都含有丰富的DHA。另外，干果如核桃、杏仁、花生、芝麻等，其中所含的α-亚麻酸可在人体内转化成DHA。

提示：动物性脂肪胆固醇含量较高，过多摄取可导致高胆固醇血症，给准妈妈带来不利影响。而植物性脂肪可降低动物性脂肪中的某些胆固醇，所以应该两种脂肪混合使用。

3.碳水化合物——胎宝宝的热能站

每天所吃的主食，通常称为糖类，它是人体热能的主要来源，为胎宝宝新陈代谢所必需物质，用于胎宝宝呼吸，所以准妈妈必须保持血糖正常水平，以免影响胎宝宝的代谢而影响正常生长。

含碳水化合物最丰富的食物 大米、小米、玉米、薯类及各种蔬菜和水果中均含有丰富的碳水合物。

准妈妈每天应该吃的数量 准妈妈在妊娠中晚期，如果每周体重增加350

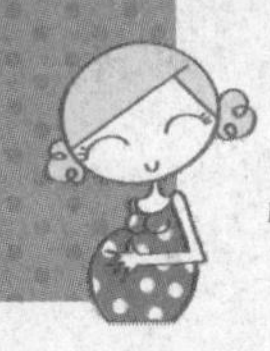

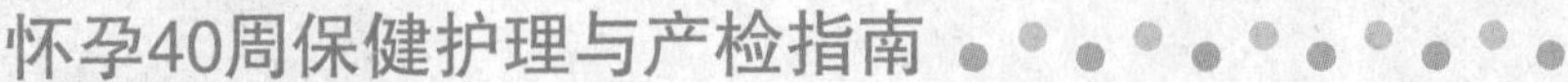

克，说明糖类摄入量合理，若体重增加过多，应减少摄入，并以蛋白质及脂肪来代之，同时多摄取维生素和矿物质，因摄入糖过多易怀上巨大胎儿而造成日后难产。

4.维生素——生命不可缺的要素

与胎宝宝和准妈妈密切相关维生素有维生素A、维生素B_1、维生素B_2、维生素B_{12}、维生素C、维生素D、维生素E等。

缺维生素A易引起胎宝宝发育不全或生长迟缓及准妈妈产褥感染发热。

缺维生素B_1容易引起流产、早产，胎宝宝死于宫内。

缺维生素B_2会导致胎宝宝骨骼发育不良和早产。

缺维生素C会使胎宝宝宫内发育不良，牙龈出血，准妈妈分娩时出血。

缺维生素D会使胎宝宝出生后患先天性佝偻病，易经常发生呼吸道和消化道感染。

缺维生素E易导致胎宝宝死亡，是流产、早产的病因。

提示：蛋黄、牛肉、牛油、牛奶、肝脏、干酪，胡萝卜、南瓜、菠菜等黄绿色蔬菜以及花生、大豆、白薯和含脂肪高的海鱼类等食物可补充相关维生素。

5.钙、铁、锌——量小作用大

缺钙对准妈妈的危害

从妊娠第4个月，胎宝宝开始长牙根，也需要大量的钙元素。准妈妈如果摄取不足，体内的钙就会向胎体转移，从而准妈妈牙齿脱钙，小腿抽筋，甚至发生骨软化，胎宝宝也往往牙齿发育不健全，出生后患佝偻病。

怎样让准妈妈不缺钙?

奶和奶制品中钙的含量丰富，而且吸收率也高，是最理想的钙源。虾皮、小鱼、海带、荠菜、豆腐等食物含钙量也较高。

多去户外接受日照，日照可促进准妈妈身体合成维生素D，而维生素D可促进食物中的钙在体内吸收。

提示：也可以通过吃强化钙的食品来补充钙，必要时还可补充钙片。

缺铁对准妈妈的危害

准妈妈缺铁就会发生贫血，贫血会增加未成熟儿，低体重儿，早产儿的出生几率。同时，准妈妈妊娠期高血压疾病的发生率会明显高于正常孕妇，还会使得分娩时产程延长、出血量增多，产褥期抵抗力下降。

怎样防治缺铁性贫血?

动物的肝脏和全血、瘦肉、禽类、鱼类以及红小豆、红枣等都含有丰富的铁，其中肝脏含铁量最高。豆类食品、面食含铁也较多，且吸收率也高。

提示：准妈妈患贫血应立即在医生的指导下吃含铁的强化食品，或口服铁剂。绿叶蔬菜和水果所含的维生素C与含铁食物同进，可增加肠道对铁的吸收。

缺锌对准妈妈的危害

准妈妈缺锌可导致胎宝宝畸形，发生脑积水、无脑儿，这种情况容易发生于以植物性食物为主或缺锌地区的准妈妈。

怎样让准妈妈不缺锌?

高蛋白食物含锌量都很高，如动物肝、瘦肉、蛋黄；鱼类、海螺、海蚌含量也较高，其次为奶。

准妈妈全天食物品种及数量推荐

食物组成	食物品种	食物数量（克/日）
粮食	大米、面粉、小米、玉米面、或其他杂粮、薯类	不少于400克
动物类食品	鸡、鸭、鹅、肉、兔、虾、动物内脏	100～150克（每周可吃一次猪肝）
蛋类	鸡蛋、鸭蛋、鹌鹑蛋、鹅蛋	50～100克
烹调油	豆油、花生油、香油等	20～25克
奶类	牛奶或豆浆	250～500克
豆类	鲜豆或豆制品	50克
蔬菜	以绿叶蔬菜为主	500克
水果	以时令水果为宜	200克

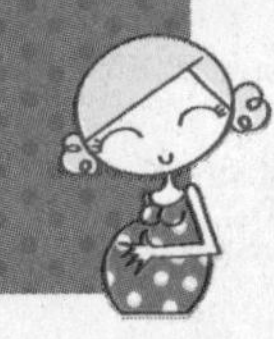

应对白带异常

妇女的白带是阴道黏膜的渗出物、宫颈腺体及子宫内膜的分泌物混合而成，正常情况下，白带呈乳白色，排卵期量多稀薄，呈蛋清样。但在妊娠期阴道分泌物比非孕期明显增多，常呈白色糊状，无气味，这属正常生理变化，无需治疗。如果白带不但多而且有臭味，呈豆渣样或灰黄色泡沫状，并伴有外阴瘙痒，则属异常，应及时就诊。

•应对白带增多的措施

（1）备好自己的专用清洗盆和专用毛巾。清洗盆在使用前要洗净，毛巾使用后晒干或在通风处晾干，因为毛巾长时间不见阳光，容易滋生细菌和真菌。

（2）每天晚上用温水清洗外阴部，最好采用淋浴，假如无淋浴条件，可以用盆代替，但要专盆专用。温水清洁阴部最好，水太热容易加剧发炎症状，或用中性、弱酸性或不含皂质清洁用品。不要用消毒药水灌洗阴道，以免破坏阴道正常酸碱性和菌群。清洗阴部时，要先洗净双手，然后从前向后清洗外阴，再洗大、小阴唇，最后洗肛门四周及肛门。

（3）大便后养成用手纸由前向后揩试干净，以免肛门细菌传给阴道和尿道，并养成用温水清洗或冲洗肛门的习惯。

（4）选用绵织面料，或至少底部是棉质的、柔和、宽松的内裤。晚上睡觉时穿四角内裤或者可以不穿内裤，让阴部呼吸新鲜空气。尽量避免久坐，减少阴部的潮湿闷热。少用含香精、有颜色的卫生棉、护垫、卫生纸，这些东西有可能是阴部接触性皮肤炎的元凶。

（5）喝足够的水。平时多喝些果汁、优酪乳，可以预防或舒缓阴道、尿道感染。

预防便秘的方法

怀孕后胎盘分泌的大量孕激素使胃肠道的平滑肌张力降低，活动减弱，因此孕妇常常会有消化不良，肠胀气和食物运送延缓的现象甚至会出现便秘。孕期应对便秘，应注意以下几个方面。

（1）早晨起床后，吃些新鲜水果或喝上一大杯食盐水、天然果汁。这些食品会加速大肠的蠕动，不但富含营养，而且可以促进大肠收缩，有助于通便。

（2）多摄取富含纤维素的食物。纤维素（含谷类）经过肠道时不被消化，起着像海绵一样的作用，吸满液体。水分增加有助于粪便更快地移动，让粪便得以较轻松地被排出体外。同时多吃蔬菜，如胡萝卜、小胡瓜、黄瓜、芹菜等，以及其他全谷物，如全麦和杂粮面包、豆类和玉米等。为了从水果和蔬菜中得到最多的纤维，尽量生食或略煮并保留皮吃。

（3）适量吃含有脂肪的食物。适量摄食奶油制品，并饮用蜂蜜。

（4）喝酸牛奶。酸牛奶对于消除便秘也很有效，而且还含有丰富的营养，孕妇每天养成喝酸牛奶的习惯绝对有益无害。

（5）增加水分的摄取。如果你增加纤维素的摄取，就一定要同时增加水分的摄取，太多的纤维和太少的液体会使粪便变得硬，从而加重便秘的情况。因此，如果你喜欢喝果汁，就要多饮用新鲜果汁（如梅子汁、梨汁和桔汁），这样不仅能增加水分的摄取量，还同时增加了纤维素的摄取量。不过，还要确保你每天再补充6～8大杯水才行，同时要避免饮用含咖啡因的饮料。

（6）多运动让全身动一动，你的肠道也动一动。经常运动可以让你的生理系统的“运动”更规律，使你的肠道功能保持平衡。

（7）定时排便。养成每天定时排便的良好习惯，每次排便时间不宜过长。不要在排便时看书，以免注意力分散延长排便时间，致使肛周静脉长时间处于紧张状态，影响血液回流。

（8）如果已经有严重的便秘，可用开塞露滑润通便，或石蜡油30毫升(也可用麻油、花生油代替)，还可用杜秘克（乳果糖口服溶液）进行通便，但禁用强烈的泻药，否则肠蠕动剧增，可导致流产、早产。

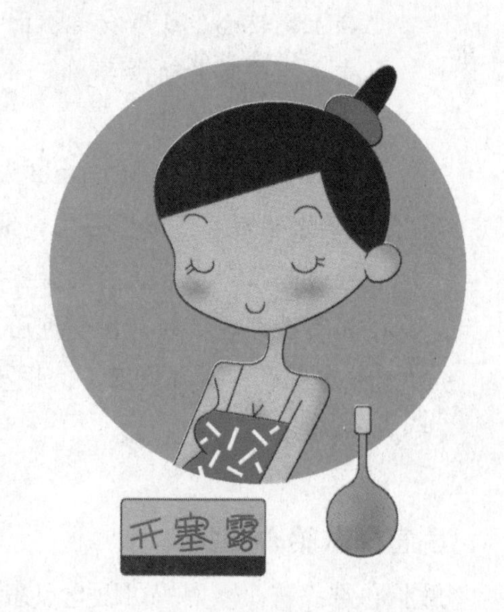

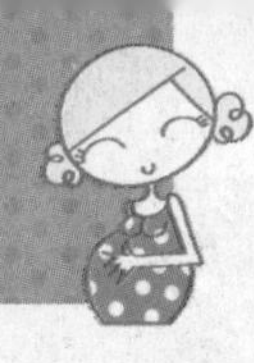

胎心监护

1.什么是胎心监护

胎心监护是一种简单、无痛的产前检查，用于评估胎儿的状况。在胎心监护检查过程中，医生能够监测胎儿的心跳，包括宝宝休息和活动时的胎心率分别是多少。准妈妈活动的时候心跳会加速，胎儿也一样，胎儿活动或踢腿的时候胎心率应该加快。如果准妈妈孕期一切正常，那么医生通常会建议准妈妈从怀孕第36周开始每周做一次胎心监护。但如果准妈妈有妊娠并发症，可以根据情况从怀孕第28～30周开始做胎心监护。

2.需要做胎心监护的情况

准妈妈如果有以下情况之一，那么胎心监护就可能会格外重要：

什么情况需要做胎心监护

- 准妈妈有糖尿病，并且在进行胰岛素治疗。准妈妈血压高，或有其他疾病也可能会影响孕期的健康。
- 胎宝宝比较小，或者发育不正常。
- 胎宝宝比平时胎动少了。
- 羊水过多或羊水过少。
- 准妈妈做过胎儿外倒转术等来纠正胎位，或者在孕晚期做过羊水穿刺。做过羊水穿刺后，医生会建议做胎心监护，以确定宝宝的状况良好。
- 已经过了预产期，医生想看看宝宝在准妈妈的肚子里状况怎么样。
- 准妈妈曾经在孕晚期出现过胎死宫内，或者造成上次流产的问题这次有可能再次出现。这种情况下，医生可能会建议从怀孕28周就开始做胎心监护。

3.怎样做胎心监护

做胎心监护前，准妈妈可以吃点东西，据说这样可以刺激胎儿动得更多。做之前最好去趟洗手间，因为准妈妈最长可能要在胎心监护仪旁待上40分钟。

做胎心监护时，准妈妈最好左侧位躺着，还可以在背后垫个靠背。在中国的一些医院里，孕妇会坐靠在椅子上做胎心监护，和坐在躺椅上的姿势差不多。胎心监护操作人员会把两个小圆饼形状的小设备绑在准妈妈的肚子上。这两个小圆饼，一个用来监测宝宝的心跳，另一个记录准妈妈的宫缩情况。

有时，操作人员还可能会让准妈妈在感觉到宝宝动了时，按一下按钮。每次胎心监护通常会持续20～40分钟。操作人员可以听到胎儿的心跳，还能在一个电子屏幕上看到胎儿的心跳情况，同时，胎心监护仪还会把宫缩情况记录在纸上。

如果胎宝宝没有动，可能是因为他在睡觉呢。准妈妈可以喝点儿水或果汁，让他动起来。操作人员也可能会轻轻推揉准妈妈的整个肚皮，碰碰小宝宝，让他醒过来。

孕期口腔护理要点

1.保持口腔清洁

准妈妈应在每天早晚各刷一次牙。餐后或每次吃东西后都要用漱口水清洗口腔，避免食物的残屑留在牙龈和牙齿间；选择刷毛柔软的牙刷，免得碰伤牙龈；少吃坚硬和刺激性的食物，如辣椒、酒、多吃软而富含维生素C的新鲜蔬菜和水果，以减少毛细血管的渗透性。

2.及早防治口腔疾病

准妈妈最好在妊娠早、晚期进行2次口腔常规检查，及早防治牙病和牙周病。如彻底洗牙、修补龋齿、医治牙周炎及处理萌出不全的智齿；如果有必须拔掉的牙齿，宜在妊娠4～7个月之间进行，避免引发流产和早产。

3.平时多做牙齿保健

准妈妈可以经常练习叩动上下牙齿，这样，能增加口腔唾液的分泌，其中的一些物质具有杀菌和洁齿的作用。

呵护好乳房

1.佩戴合适的胸罩

怀孕后准妈妈的乳房会变得很丰满，为适应乳房的胀大，最好选用可调整型的罩杯。所谓舒适合身的胸罩，在穿起来的时候，应该能够与整个乳房紧张紧密贴合在一起，乳罩的中央紧贴胸部，没有空隙。

2.清洁乳房和乳头

经常用温水擦洗整个乳房，并将乳晕和乳头的皮肤褶皱处擦洗干净。如果乳头上黏附有硬痂样的东

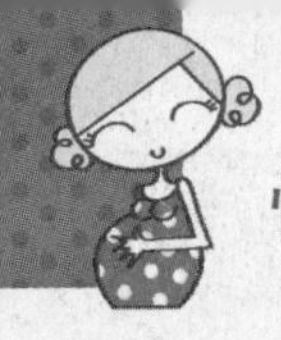

西，不要强行搓洗去除，要先在上面涂抹植物油（豆油、花生油或橄榄油），等硬痂变软溶解后，再用柔软干净的毛巾轻轻擦掉。擦洗干净后，在乳房及乳头上涂抹润肤乳，防止干燥皲裂。

千万不要用香皂洗乳房，碱性清洁用品会洗去乳房上的角质层和油脂，使乳房表皮干燥、肿胀，不利于乳房的保健。

3.纠正内陷乳头

内陷的乳头使宝宝出生后不能用嘴裹住乳头而导致母乳喂养失败。可用乳头吸引器，将乳头吸出。

预防和减少妊娠纹

妊娠纹是指在肚皮下、胯下、大腿、臀部、皮肤表面出现看起来皱皱的细长型的痕迹，这些痕迹最初为红色，微微凸起，慢慢地，颜色会由红色转为紫色，而产后再转为银白色，形成凹陷的疤痕。

1.妊娠纹的形成原因

（1）怀孕时，肾上腺分泌的类皮质醇（一种激素）数量会增加，使皮肤的表皮细胞和纤维母细胞活性降低，以致真皮中细细小小的纤维出现断裂，从而产生妊娠纹。

（2）怀孕中后期，胎儿生长速度加快，或是孕妇体重在短时间内增加太多等，肚皮来不及撑开，都会造成皮肤真皮内的纤维断裂，从而产生妊娠纹。

2.减轻妊娠纹的方法

（1）适量饮食，避免体重增加过快。如果短期内体重迅速增加，皮肤必须充分伸展，以适应体形变化的需要，这样就容易产生妊娠纹。

（2）妊娠期间要戴合适的胸罩，以便更好地支托不断加重的乳房。

（3）如果乳房大，要戴乳罩睡觉，不分昼夜地呵护好乳房。

（4）保持皮肤柔软并且不痒。在乳房和肚皮上用乳液按摩，以增加它的弹性。使用杏仁油能更有效地改善孕妇的皮肤。

（5）局部涂擦维生素E油以湿润皮肤。

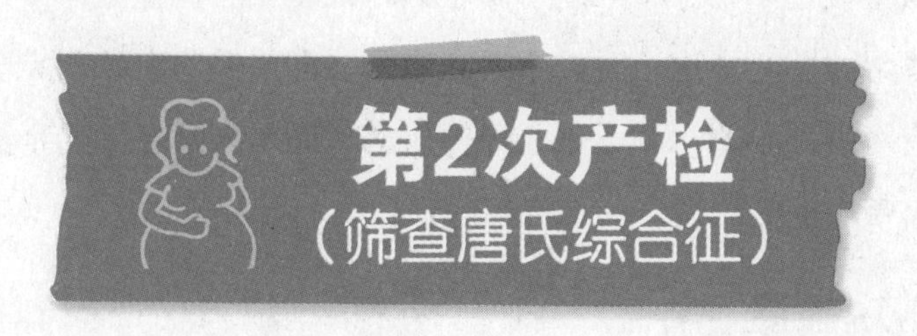

第2次产检（筛查唐氏综合征）

从孕4月开始，准妈妈就进入了孕中期，孕4月到孕7月这一阶段为孕中期，准妈妈在这个4个月里，第个月都应进行一次产前检查。

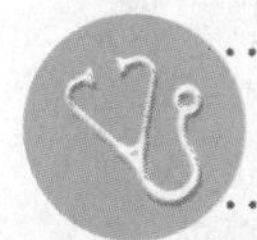

准妈妈的常规检查

常规项目检查

本月要进行第2次产检。和第一次产检一样需要进行产前常规检查，包括体格检查、测量体重、体温、血压和心率等；进行产前常规项目检测，包括血常规、尿常规、妇科检查、胎心测量等，通过以上常规检查可以了解孕4月准妈妈的身体状况和胎宝宝的发育状况，并及时发现孕4月出现的异常情况。

这个月，准妈妈应密切关注白带的变化；切记要进行唐氏综合征的筛查，必要时还要进行羊水穿刺术，筛查胎儿唐氏综合征和性染色体遗传病。

测量胎心

胎心，是指胎儿的心跳，是胎儿生命存在的象征。一般在17～20周可以在腹部用一般的听诊器听到胎心。而用多普勒胎心仪在11～12周就可从准妈妈的腹部测到胎心音。胎心在120～160次/分，有时还要快些，也不太规律，到怀孕晚期就规律多了。有时会有短暂的停跳，或速度达到180次/分，属正常现象。

如果在怀孕12周后，用多普勒胎心仪还未没到胎心音，或者在孕18周用一般的听诊器也未听到胎心音，准妈妈就需要做超声波检查，以确定妊娠周数和胎心音，以防胎宝宝发生不测。孕早期听胎心的时候，胎心的位置不固定，医生有时会用很长时间寻找胎心。这个时候不必太紧张，即使偶尔有几次完全找不到也属正常现象。有时听胎心的声音不是“怦怦”的，而是“呼呼”的水流声，也不要紧张，那是脐带血流的声音。

 白带常规检查

白带是女性从阴道里流出来的一种带有黏性的白色液体，它是由前庭大腺、子宫颈腺体、子宫内膜的分泌物和阴道黏膜的渗出液、脱落的阴道上皮细胞混合而成。女性正常的白带呈白色、絮状，高度黏稠，不黏附于阴道壁，多沉积于后穹窿部，没有腥臭味。

• 白带常规检查包括的5项内容

阴道pH值 正常阴道pH值为4～4.5，呈弱酸性，可防止致病菌在阴道内繁殖。

阴道清洁度 阴道清洁度可分为4级：

Ⅰ度：显微镜下见到大量阴道上皮细胞和大量阴道杆菌。

Ⅱ度：镜下见有阴道上皮细胞，少量白细胞，有部分阴道杆菌，可有少许杂菌或脓细胞。

Ⅲ度：镜下见有少量阴道杆菌，有大量脓细胞与杂菌。

Ⅳ度：镜下未见到阴道杆菌，除少量上皮细胞外主要是脓细胞与杂菌。

Ⅰ～Ⅱ度属正常，Ⅲ～Ⅳ度为异常白带，表示阴道炎症。

胺试验 正常情况：无味。患细菌性阴道病的白带可发出鱼腥味，它是由于厌氧菌产生的胺遇氢氧化钾后释放出氨所致。

线索细胞 正常情况：无。线索细胞是细菌性阴道病的最敏感、最特异的体征，临床医生根据胺试验阳性及有线索细胞即可做出细菌性阴道病的诊断。

微生物检查 正常情况：无。一般会有真菌、滴虫、淋球菌等项，如果有，则在结果上标示“+”（阳性），没有就是“－”（阴性）。

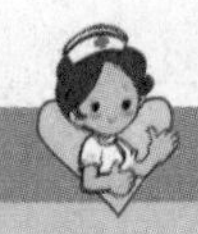

白/带/常/规/检/查

检查结果解读

白带常规检查异常提示可能有阴道炎

- 阴道pH值＞5～6时，可提示：可能为滴虫性或细菌性阴道炎。
- 阴道清洁度为Ⅲ～Ⅳ度时，可提示：可能有阴道炎。
- 微生物检查出加德纳杆菌、念珠菌与滴虫呈阳性或是弱阳性，可提示：可能有阴道炎。
- 胺试验反应呈阳性时，可提示：可能为细菌性阴道炎。
- 白细胞“+++”～“++++”，可提示：可能有阴道炎。
- 白带色黄或黄绿，脓性，有臭味时，可提示：可能有滴虫性阴道炎。
- 白带呈豆腐渣样，可提示：可能为真菌性阴道炎。

阴道炎是阴道黏膜及黏膜下结缔组织的炎症，是孕中期准妈妈容易发生的疾病之一。

孕中期，随着胎宝宝逐渐长大，压迫盆腔，往往会使准妈妈盆腔充血，再加上体内激素改变、新陈代谢旺盛，阴道常有较多的水样分泌物，浸渍、刺激外阴皮肤黏膜，引起炎症，表现为外阴皮肤黏膜潮红，有烧灼或刺痒感，排尿时有灼痛，有的甚至可形成糜烂、溃疡及皮肤增厚，呈苔藓化，严重的便可引起阴道炎。临床上多见的阴道炎有滴虫性阴道炎、真菌性阴道炎等，这些阴道炎症相同的临床特点是白带不正常及外阴瘙痒、烧灼痛、性生活疼痛等。

白带不正常，如白带量增多、性状和黏稠度转变、有腥臭味等，都可能提示阴道炎的存在。通过白带常规筛查滴虫、真菌、支原体、衣原体感染，可检测出各种病菌感染导致的阴道炎。

白带常规检查提示可能有盆腔炎

- 多形核白细胞内见到革兰阴性双球菌者则为淋病感染，沙眼衣原体的镜检为阳性，可提示：可能有盆腔炎。
- 病原体培养进行细菌鉴定结果，可提示：可能盆腔炎。

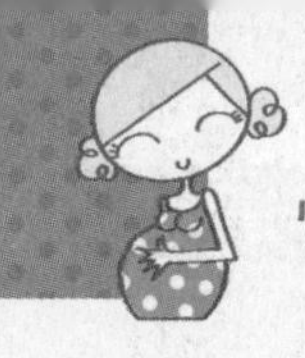

一些女性由于怀孕后身体发生变化，身体的抵抗力低很容易感染盆腔炎。急性盆腔炎是指女性内生殖器及其周围结缔组织、盆腔腹膜发生的急性炎症，可局限于一个部位，也可几个部位同时发病。

盆腔炎的范围主要局限于输卵管、卵巢和盆腔结缔组织。常见的有以下类型：

输卵管炎 是盆腔炎中最为常见的。输卵管黏膜与间质因炎症破坏，使输卵管增粗、纤维化而呈条索状或进而使卵巢、输卵管与周围器官粘连，形成质硬而固定的肿块。

输卵管积水与输卵管卵巢囊肿 输卵管发炎后，伞端粘连闭锁，管壁渗出浆液性液体，潴溜于管腔内形成输卵管积水。如果同时累及卵巢则形成输卵管卵巢囊肿。

慢性盆腔结缔组织炎 炎症蔓延到宫旁结缔组织处最多见。

准妈妈患上盆腔炎后，盆腔与子宫充血更明显，炎症波及直肠，就会刺激直肠而发生腹泻，易发生流产。因此，准妈妈若发现盆腔炎，经症状结合检查确认需要治疗的患者一定要在医生的指导下进行，决不可盲目服用药物。

●若准妈妈想要确诊是否患有盆腔炎，可以进行B超检查，若B超检查可见包块或脓肿，可提示：可能有盆腔炎。

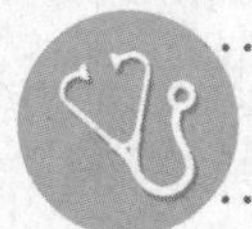

准妈妈的特殊检查

唐氏综合征筛查

唐氏综合征又叫做“21三体综合征”，是指患者的第21对染色体比正常人多出一条（正常人为一对）。

唐氏筛查需空腹进行，抽取准妈妈血清，检测母体血清中甲胎蛋白（AFP）和绒毛促性腺激素（HCG）的浓度，结合准妈妈年龄和采血时的孕周，计算出患唐氏综合征的危险系数，这样可以查出80%左右的唐氏儿。

这项检查通常在准妈妈妊娠14～21周进行，一般最晚不超过22周。如果唐筛检查结果显示胎宝宝患有唐氏综合征的危险性比较高，就应进一步进行确诊性的检查——羊膜腔穿刺检查。如果准妈妈年龄较大(大于35岁)，或之前曾经有过分娩畸形儿的病史，医生往往也会推荐进行羊水穿刺和染色体测定以进一步诊断。

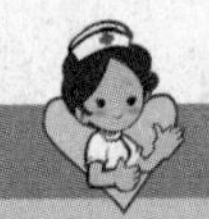

唐/氏/综/合/征/筛/查

检查结果解读

血清检查异常提示可能是唐氏综合征

● 验血筛查值大于1/275，可提示为：

唐氏综合征高危人群。唐氏筛查验血正常值是1/700左右。临界值为1/275。大于为高危，小于则为低危。

羊膜腔穿刺术

羊膜腔穿刺术能够揭示胎宝宝的某些异常情况。在遇到唐氏筛查高危或高龄孕妇的情况时，羊膜腔穿刺术就成了排除异常的关键手段。

首先，利用超声波检查确定羊膜囊的位置，在羊水囊的位置穿刺可避开胎儿和胎盘。然后，对准妈妈腹部的皮肤进行消毒并局部麻醉。最后，用一根长针经腹部刺入羊膜腔，同时在超声引导下，小心避开胎儿，用注射器从子宫中抽出羊水。在实验室里从羊水中分离出胎儿的细胞，进行胎儿染色体核型分析，能够最终确诊胎儿是否有染色体异常。

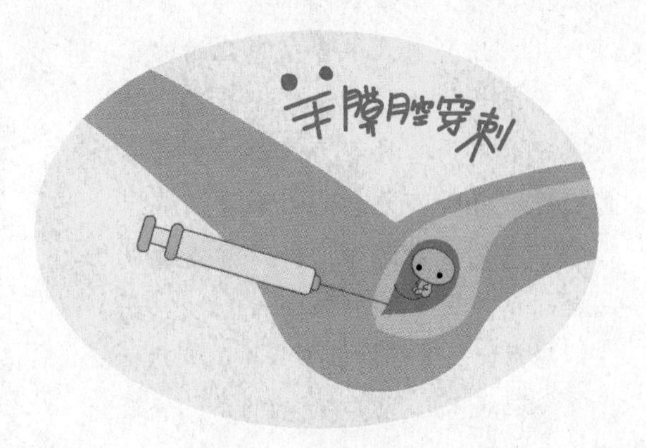

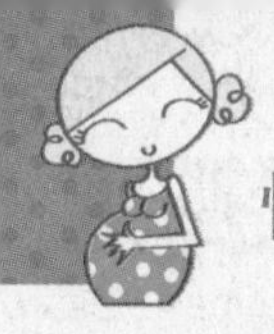

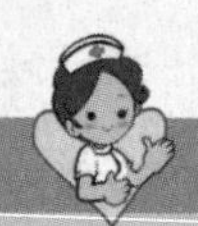

羊/膜/腔/穿/刺/术

检查结果解读

羊水检查异常提示可能患唐氏综合征

●检查羊水中细胞染色体异常，可提示：可能患胎儿唐氏综合征。检验羊水中细胞的染色体（检验胎儿的21染色体），准确率100%。

唐氏综合征又称为先天愚型，是最常见的严重出生缺陷病之一。临床表现为：患者面容特殊，两外眼角上翘，鼻梁扁平，舌头常往外伸出，肌无力及通贯手。患者绝大多数为严重智能障碍并伴有多种脏器的异常，如先天性心脏病、白血病、消化道畸形等。

唐氏筛查是为了筛查出唐氏综合征患儿。唐氏综合征是一种偶发性疾病，所以每一个准妈妈都有可能生出唐氏儿，生育唐氏综合征患儿的概率会随着准妈妈年龄的递增而升高。唐氏患儿具有严重的智力障碍，生活不能自理，并伴有复杂的心血管疾病，需要家人的长期照顾，会给家庭造成极大的精神及经济负担。

唐筛检查可筛检出60%～70%的唐氏综合征症患儿。需要明确的是，唐筛检查只能帮助判断胎儿患有唐氏综合征的机会有多大，但不能明确胎儿是否患上唐氏综合征。也就是说抽血化验指数偏高时，怀有"唐"宝宝的机会较高，但并不代表胎宝宝一定有问题；另一方面，即使化验指数正常，也不能保证胎宝宝肯定不会患病。

据统计，染色体异常在新生儿中的发生率为59%～69%，普通人群（37岁以下）患有唐氏综合征的概率为1/750，随母亲年龄的增长其发生率随之升高。一般来说，母亲年龄35岁以上，该患儿的出生率可高达1/350。

羊水检查异常提示可能有性染色体遗传病

因性别的不同，遗传的情形也不同，可能只有男孩或女孩会发病，这被称为性染色体（X染色体）遗传。这是因为遗传因子在X染色体上，与Y染色体无关。

希望孕育健康胎宝宝的准父母，应与医生做详细探讨，可以在准妈妈怀孕15～18周时实施羊水穿刺术，进行产前性染色体遗传病的筛查，以确定胎宝宝是否会患上遗传性疾病。

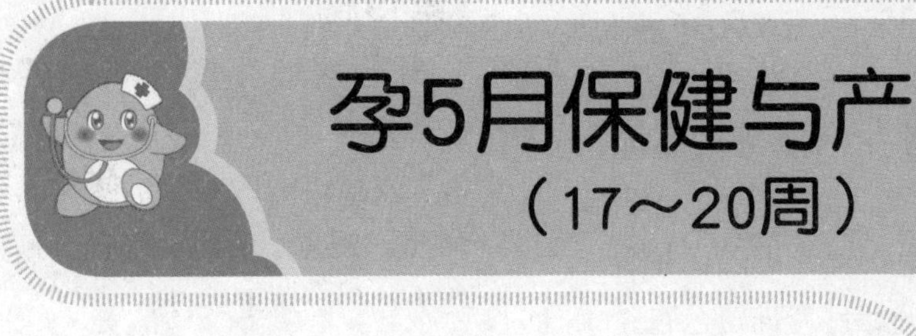

孕5月保健与产检
（17～20周）

母体和胎儿变化

母体的变化

•第17周

1.由于下腹部膨隆，此时宫底高度已平脐。

2.准妈妈常有心慌、气短的感觉，有时还会有便秘现象，血红蛋白下降。

3.食量增加，体重逐渐增加（每周增加350克左右为正常，如果超过500克，则应该控制食量）。

•第18周

1.子宫继续增大，宫底在肚脐下面两横指的位置上。

2.由于体形的变化及身体负荷的增加，变得容易疲倦，偶然还会出现身体失去平衡的情况。

3.体温一般高于正常人，腋下温度可达36.8℃，比孕前略高。

•第19周

1.可以明显感到胎动。

2.乳晕和乳头的颜色加深了，而且乳房也越来越大。

•第20周

1.子宫像幼儿的头部般大小了，下腹部的隆起开始明显，这时的子宫在脐下二指，高16～17厘米。

2.早孕反应结束，身心皆进入安定期。

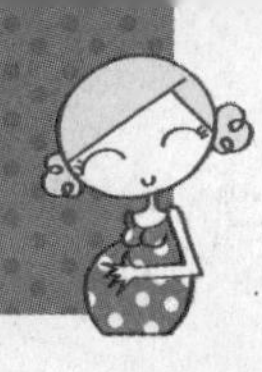

胎儿的成长

•第17周

1.身长大约有13厘米，体重150~200克。

2.骨骼都还是软骨，可以保护骨骼的“卵磷脂”开始慢慢地覆盖在骨髓上。

3.开始长出头发，嘴开始张合，眼睛会眨动。全身长出细毛，眉毛、指甲等也出齐。

4.已经出现的器官不断增大，日趋成熟，但是不会再有新的器官出现。女婴的卵巢里已经存在着最初的卵子了。

•第18周

1.身长大约有14厘米，体重约200克。

2.心脏的活动活跃，胃部出现制造黏液的细胞，大脑出现折痕。骨髓中血细胞生长增快，肝内造血功能下降。胰腺开始分泌胰岛素。

3.指尖和脚趾上发育成各具特色的指纹。眼睛开始向前看，而不是朝左右看。已经有了轮廓分明的脖子。

4.皮肤颜色加红并增厚了，有了一定的防御能力。

•第19周

1.身长大约有15厘米，体重200~250克。

2.头发在迅速的生长。味觉、嗅觉、触觉、视觉、听觉从现在开始在大脑中专门的区域里发育。

3.开始能吞咽羊水。

4.体内基本构造已是最后完成阶段。肾脏已经能制造尿液。

•第20周

1.身长为18~27厘米，体重为250~300克。

2.大脑皮质结构形成，沟回增多。运动能力增强，已经能和初生儿一样了。女婴的子宫在这个时候就已经完全形成了。

3.味觉、嗅觉、视觉和触觉等感觉器官发育的关键时期。视网膜也形成了，开始对光线有感应。

4.眉毛形成，头上开始长出细细的头发，不是胎毛。

母婴保健与重点关注

孕5月母婴保健要点

怀孕第5个月，准妈妈应注意腹部的保暖并预防腹部松弛，最好使用腹带或腹部防护套。由于乳房胀大，准妈妈最好换穿较大尺码的胸罩，有些准妈妈可能已经有些乳汁排出。

胎儿发育迅速，需要充分的营养，尤其是铁质不足时，极易造成准妈妈贫血，严重的还会影响到胎儿的健康。

此时是怀孕期间最安定的时期，如果要旅行或者搬家都可以在本月完成。准妈妈肚子变大凸出来后，身体的重心也随之改变，走路较不平稳，并且容易疲倦，尤其是弯身向前或做其他不正常的姿势时，就会感觉腰痛。因此，准妈妈在上下楼梯或爬高处时，应特别注意安全。

此时，准妈妈的身体已经能够充分适应怀孕的状态，身心比较舒畅。最好多出门散散步或做适度的体操锻炼身体，并且要有充分的休息，短程旅行与性生活不必刻意避免，仍然按照正常的生活步调即可，但应以身体适宜为主。

饮食上，准妈妈应均衡摄取各类营养，以维持母体和胎儿的健康，尤其是铁、钙和蛋白质的需要量应该增加，但盐分必须特别节制。

孕中期准妈妈容易患妊娠期高血压疾病，准妈妈若出现高血压、水肿、蛋白尿、抽搐、昏迷等症状，应及时去医院检查并治疗。

感受并关注胎动

胎宝宝在母体内发育到一定时期，约从第8周起脊柱就开始进行细微的小动作，逐渐发育长大后，会伸展屈曲的四肢，在羊水中翻滚，改变自己的姿势，同时还会进行相应的呼吸样运动。一般在怀孕4～5个月时准妈妈就可以感到胎宝宝在腹内有伸手、蹬腿等活动，即胎动；到妊娠6～7个月时，胎动就比较频繁了；到足月时，由于胎头下降到骨盆，胎动次数逐渐减少，这是正常现象。

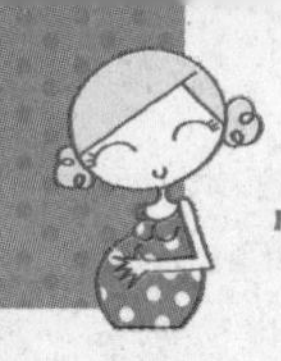

除了B超检查，准妈妈是没办法通过眼睛了解生活在子宫里的宝宝的状况的，作为宝宝传达讯息的方式，胎动是准妈妈了解胎儿健康状况的重要渠道。准妈妈需要通过测试胎动，来了解胎宝宝的安危状态。所以，即使每天忙于工作和家庭，也要抽空温柔地触摸肚子，确认胎动情况，以防不测。

胎动计数是最简单、直接、真实、准确的自我监护方法，是每一个准妈妈都必须做的。在孕中期、孕晚期坚持记录每天的胎动数，不仅有助于增强准妈妈和胎宝宝的感情，还有助于监测胎宝宝在子宫内的健康情况。

准妈妈自我监测胎动十分方便，只要取仰卧或左侧卧位，将手掌放在腹壁上即可感觉胎动。

具体监测要求是：每天上午、下午、晚上各记录1小时胎动数，然后再将3小时胎动数相加乘以4，就可以表示12小时的胎动数了。若连续几天此数均在30～40次，则表明胎宝宝在宫内情况良好；若少于20次则为异常；少于10次表明胎宝宝在子宫内有缺氧现象，随时有胎死宫内之危，应立即去医院做进一步检查。

掌握胎动的规律

正常情况下，一天之中，胎动在上午8～12点比较均匀，下午2～3点时最少，6点以后就开始逐渐增多，到了晚上8～11点时最活跃。

胎动的强弱和次数，个体差异很大。有的12小时多达100次以上，有的只有30～40次。但只要胎动有规律，有节奏，变化不大，都说明胎儿发育是正常的。

1.孕16～20周

位置 下腹中央

运动量 小，动作不激烈

准妈妈的感觉 微弱，不明显

孕16～20周是刚刚开始能够感知到胎动的时期。这个时候的胎宝宝运动量不是很大，动作也不激烈，准妈妈通常觉得这个时候的胎动像鱼在游泳，或是“咕噜咕噜”吐泡泡，跟胀气、肠胃蠕动或饿肚子的感觉有点像，没有经验的准妈妈常常会分不清。此时胎动的位置比较靠近肚脐眼。

2.孕20～25周

位置 靠近胃部，向两侧扩大

运动量 大，动作最激烈

准妈妈的感觉 非常明显

这个时候的宝宝正处于活泼时

期，而且因为长得还不是很大，子宫内可供活动的空间比较大，所以这是宝宝胎动最激烈的一段时间。准妈妈可以感觉到宝宝拳打脚踢、翻滚等各种大动作，甚至还可以看到肚皮上突出小手小脚。此时胎儿位置升高，在靠近胃的地方了。

3.临近分娩

位置 位置遍布整个腹部

运动量 大，动作不激烈

准妈妈的感觉 明显

因为临近分娩，宝宝慢慢长大，几乎撑满整个子宫，所以宫内可供活动的空间越来越少，施展不开，而且胎头下降，胎动就会减少一些，没有以前那么频繁。胎动的位置也会随着胎儿的升降而改变。

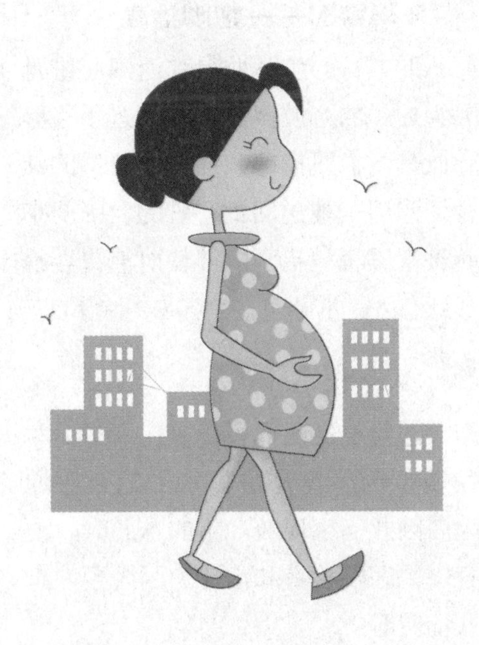

注意异常胎动信号

1.什么是胎动异常

从怀孕第5个月开始，孕妈妈就能明显地感受到胎儿的活动，胎儿在子宫内伸手、踢腿、冲击子宫壁，这就是胎动。胎动的次数并非恒定不变，在妊娠28～38周，是胎动活跃的时期，以后稍减弱，直至分娩。

胎动正常，表示子宫胎盘功能良好，输送给胎儿的氧气充足，胎儿在子宫内健康地生长发育，很愉快地活动着。如果胎动突然减少、增多、变快或变慢都表明胎动异常，是胎儿给你发出的求救信号，这个时候你一定要引起重视。

2.如何判断胎动异常

（1）如果在12个小时内胎动少于20次，则为胎动异常；若胎动少于10次，则表明胎儿有危险，在子宫内可能有缺氧的现象。

（2）如果在一段时间内胎动超过正常次数，胎动频繁，或无间歇地躁动，也是宫内缺氧的表现。

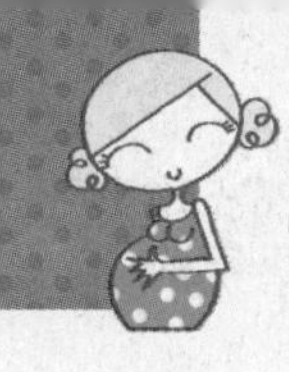

（3）胎动次数明显减少直至停止，是胎儿在宫内重度窒息的信号。

异常胎动是因为病理情况和功能障碍，如脐带绕颈较紧、胎盘功能障碍，或孕妇不正常用药及外界的不良刺激等，导致胎儿在子宫内缺氧。

当胎儿的生命受到威胁时，胎儿便会出现异常的胎动，不仅表现在次数上，而且还体现在性质上，如强烈的、持续不停的推扭样的胎动或踢动，甚至是微弱的胎动，这些都是不祥之兆。如果出现异常胎动，孕妈妈一定要到医院及时就诊。

水肿的调理方法

正常孕妇到了妊娠中后期常有轻度下肢水肿，这是由于增大的子宫压迫了下腔静脉，使血液回流受阻引起的。一般白天有水肿，经一夜卧床休息后，水肿即能消退。如果休息后仍不能消退，就属于不正常现象。孕妇下肢皮肤紧而发亮，弹性降低，用手指按压后出现凹陷。水肿的程度分轻重，由踝部开始，逐渐向上扩展到小腿、大腿、腹壁、外阴，严重的可蔓延全身，甚至伴有腹水。

下肢水肿是孕期的正常现象，但并不一定就要忍受这些不适，下面我们介绍一些方法来预防和控制浮肿。

1.睡觉时——左侧卧位

消除水肿最有效的办法是静养和充足睡眠。因为静养时心脏、肝脏、肾脏等负担会减小，排尿量也会由原来的500～600毫升渐渐增加到1000毫升，帮助排出体内多余的水分。另外，每天卧床休息至少9～10小时，中午最好能有1小时的午睡，左侧卧位还有利于消退水肿。

2.坐着时——把脚稍稍垫高

为了使腿部积存的静脉血能够回到心脏，坐在椅子上的时候，可以把脚放到凳子上，与臀部同高；坐在地板上时，可用坐垫把脚垫高。

3.平躺时——把脚抬高

下半身的静脉血很难返回心脏是因为人类的心脏离脚实在太远了。静脉血是依靠肌肉的收缩和血管里的某种“阀门”被送回到心脏的，因此平躺时把脚稍稍抬高能够使血液更容易回到心脏，水肿也就更容易消除了。

水肿的食疗法

营养不良性低蛋白血症、贫血和妊娠中毒症也是孕妇水肿的常见原因。因此当出现较严重的水肿时，要赶快去医院检查和治疗，同时要注意饮食调理：

进食足够量的蛋白质 水肿的孕妇，特别是由营养不良引起水肿的孕妇，每天一定要保证食入畜、禽、肉、鱼、虾、蛋、奶等动物类食物和豆类食物。这类食物含有丰富的优质蛋白质。贫血的孕妇每周要注意进食2～3次动物肝脏以补充铁。

进食足够量的蔬菜水果 孕妇每天别忘记进食蔬菜和水果，蔬菜和水果中含有人体必需的多种维生素和微量元素，它们可以提高肌体的抵抗力，加强新陈代谢，还具有解毒利尿等作用。

不要吃过咸的食物 水肿时要吃清淡的食物，特别不要多吃咸菜，以防止水肿加重。

控制水分的摄入 对于水肿较严重的孕妇，应适当的控制水分的摄入。

少吃或不吃易胀气的食物 如油炸的糯米糕、白薯、洋葱、土豆等。以免引起腹胀，使血液回流不畅，加重水肿。

妊娠期高血压疾病

1.引发妊娠期高血压疾病的原因

妊娠期高血压疾病是孕妇所特有而又常见的疾病，发生在妊娠20周以后至产后2周。以高血压、水肿、蛋白尿、抽搐、昏迷、心肾功能衰竭等症状，本病严重威胁母婴健康。易患妊娠期高血压疾病的孕妇有以下几种。

（1）年轻初孕妇及高龄初产妇。

（2）家族中有高血压或肾炎、糖尿病病史者。

（3）多胎妊娠、羊水过多、葡萄胎患者。

（4）营养不良，重度贫血者。

（5）寒冷季节、气压升高时，发病增多。

2.若病情严重要“适时分娩”

如果病情不能有效控制，随着孕周增长，胎宝宝的体重落后于孕周的情况将日益突出。可以预期，胎儿出生后，体重也必将显著低于相同孕周出生的正常儿。在胎宝宝宫内生长迟缓持续存在的条件下，一味强调延长孕期只能是进一步扩大孕周与体重的不相称，而无助于胎宝宝状态的改善。与其让胎宝宝“憋”在子宫内，还不如让他们“适时分娩”。

“适时分娩”是指妊娠32周以上，经监测胎宝宝4周持续体重不增长，但羊水测试证明肺脏已成熟，可采取阴道分娩或剖宫产。妊娠32周出生的婴儿已具备一定的成活能力，所以妊娠32周是提前分娩的起点，胎宝宝在长时间不利因素的刺激下也促进了肺成熟，较正常儿有着更强的成活能力。为了准确把握提前分娩的时机，应该从29周起去医院接受胎盘功能试验监护，以待条件成熟，当机立断娩出胎宝宝。这样，不但可以使胎宝宝得到良好的生长发育，也使准妈妈提前结束疾病的痛苦。

3.防治妊娠期高血压疾病

定期做产前检查 妊娠早期应测量1次血压，作为孕期的基础血压，以后定期检查，尤其是在妊娠36周以后，应每周观察血压及体重的变化、有无蛋白尿及头晕等自觉症状。

生活规律化 不要做过于沉重和剧烈的工作及运动，尤其是到了孕晚期，应减少家务劳动，感到身体疲乏时就即刻去休息，每天一定要保证充足的睡眠和安静的歇息，至少在8小时以上，最好中午也能休息半个到一个小时。心态要平衡，情绪不要大起大落，不要长久地看电视。

重视诱发因素治疗原发病 仔细想一想家族史，孕妇的外祖母、母亲或姐妹间是否曾经患过妊娠期高血压疾病，如果有，就要考虑遗传因素了。孕妇如果孕前患过原发性高血压，慢性肾炎及糖尿病等均易发生妊娠期高血压疾病。更需加强产前检查，发现情况及早处理。

冬天注意保暖 冬天气候寒冷，全身血管遇冷后收缩，会导致血压升高。所以冬季是妊娠期高血压疾病的高发季节，准妈妈要特别注意保暖。

适量做运动 散步、游泳或去接受森林浴，非但不会给准妈妈造成大的负担，反而能增强抗病力。以运动后身体感到舒适为原则。

不要让体重过重 通常，怀孕后几个月的每周体重的增加，应该在500克以内，如果超过了，身体内就有可能存在着水肿，必须马上去看医生。

妊娠期高血压疾病饮食调理

发现自己患有妊娠期高血压疾病，准妈妈也不用过分紧张，可通过“1减少、2控制、3补充”的合理饮食来进行调理。

1.减少动物脂肪的摄入

患有妊娠期高血压疾病的准妈妈应减少动物脂肪的摄入，炒菜最好以植物油为主，每日20～25克。饱和脂肪酸的供热能应低于10%。

2.控制钠盐的摄入

钠盐在防治高血压中发挥着重要作用。若每天食入过多的钠，会使血管收缩，导致血压上升，因此患有妊娠期高血压疾病的准妈妈应每天限制在3～5克以内。同时，还要远离含盐量高的食品。

3.补充蛋白质

重度妊娠期高血压的孕妇因尿中蛋白丢失过多，常有低蛋白血症。因此，应及时摄入优质蛋白，如牛奶、鱼虾、鸡蛋等，以保证胎儿的正常发育。每日补充的蛋白质量最高可达100克。

4.补充钙质

患妊娠期高血压疾病的孕妇最好多吃含钙丰富的食品，如奶制品、豆制品、鱼虾、芝麻等，也可以适当补充钙剂。若为低钙血症，更应该注意钙的补充。

5.补充锌、维生素C和维生素E

患妊娠期高血压疾病的孕妇，血清锌的含量较低，因此，膳食中若供给充足的锌能够增强准妈妈身体的免疫力。另外，维生素C和维生素E能抑制血中脂质氧化的作用，降低妊娠期高血压疾病的反应，因此也需要适当补充。

6.热量摄入量要控制

孕前体重过重的肥胖准妈妈，应维持热能摄入量和消耗的平衡，尽量少吃或不吃糖果、点心、油炸食品以及含脂肪高的食品，少喝甜饮料。

7.多吃蔬菜和水果

每天应保证摄入蔬菜和水果500克以上，同时搭配蔬菜和水果的种类。

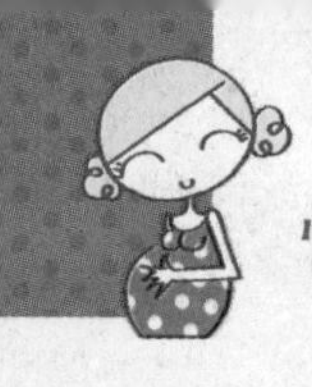

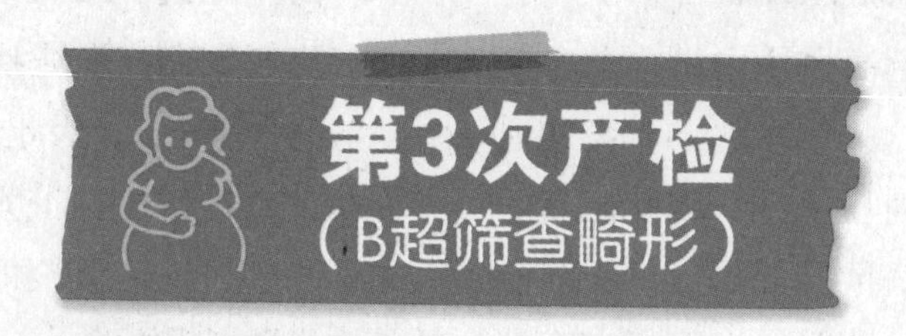

第3次产检（B超筛查畸形）

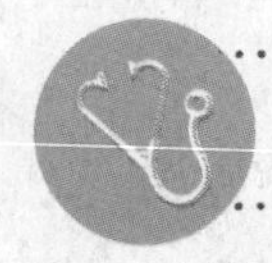

准妈妈的常规检查

常规项目检查

怀孕第5个月准妈妈需要进行第3次产检。继续进行产前常规检查，包括体格检查、测量体重、体温和心率等；进行产前常规项目检测，包括血常规、尿常规、测量胎心、监测胎动、测量宫高等，以了解孕5月准妈妈的身体状况和胎宝宝的发育状况，并及时发现孕5月出现的异常情况。

本月，准妈妈需要重点监测血压；必须做一次B超筛查胎儿体表畸形；可以根据医生的建议进行神经管缺陷的血清学筛查；血型不合的准父母还要进行新生儿溶血症检查。

测量血压

妊娠5～6个月准妈妈就要开始警惕妊娠期高血压疾病了，所以准妈妈需要坚持监测血压，以便及时发现并确诊妊娠高血压，从而及早治疗，以预防妊娠期高血压疾病（先兆子痫和子痫）。

正常血压的标准
收缩压 ＜140毫米汞柱
舒张压 ＜90毫米汞柱

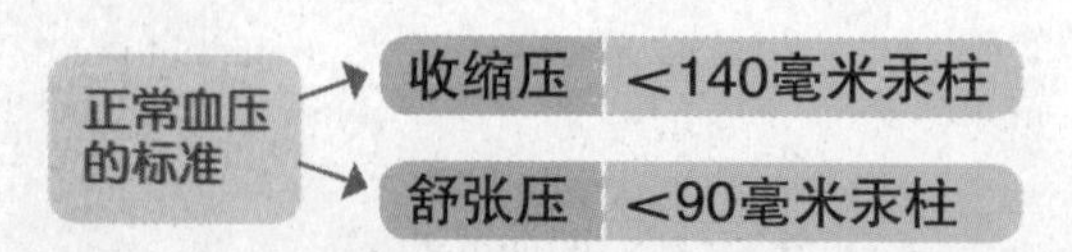

血压的测量

1.休息15分钟后，取坐位测右臂血压。舒张压以声音消失为准，如声音持续不消失，则采用变音时数值。同日内间隔4～6小时，或隔日再次核实。

2.凡收缩压≥140毫米汞柱和(或)舒张压≥90毫米汞柱，经核实即可确诊为高血压。

3.既往有高血压史，未治疗3个月以上，此次检查血压正常者，不诊断为高血压；如一向服药治疗而此次检查血压正常，仍应诊断为高血压。

测/量/血/压

检查结果解读

血压高提示可能为妊娠高血压

持续血压为收缩压≥140毫米汞柱或舒张压≥90毫米汞柱。或间隔4小时或4小时以上的两次测量，收缩压≥140毫米汞柱或舒张压≥90毫米汞柱，则可诊断为妊娠期高血压。

在妊娠期进行定期测量血压时，还要定期检查尿蛋白和测体重，及时发现和确诊先兆子痫和子痫。

●准妈妈有轻度的妊娠高血压应引起足够的重视，做到以下几点。

注意休息和营养。准妈妈心情要舒畅，精神要放松，争取每天卧床10小时以上，并以侧卧位为佳，以增进血液循环，改善肾脏供血条件。

饮食不要过咸，保证蛋白质和维生素的摄入。

及时纠正异常情况。如发现贫血，要及时补充铁质；若发现下肢水肿，要增加卧床时间，把脚抬高休息；血压偏高时要按时服药。

注意既往病史。曾患有肾炎、高血压等疾病，以及上次怀孕患过妊娠期高血压疾病的准妈妈要在医生指导下进行重点监护。

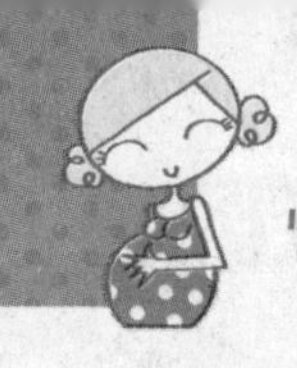

水肿检查

水肿特点是自踝部逐渐向上延伸的凹陷性水肿，经休息后不缓解。水肿局限于膝以下为“+”，延及大腿为“++”，延及外阴及腹壁为“+++”，全身水肿或伴有腹水为“++++”。如孕妇体重突然增加≥0.5千克/周，为隐性水肿。

尿蛋白检查

尿蛋白的定义是指24小时内尿液中蛋白含量≥300毫克或相隔6小时的两次随机尿液蛋白浓度为30毫克/升（定性+）。蛋白尿在24小时内有明显波动，应留取24小时尿作定量检查。泌尿系统感染、严重贫血、心力衰竭和难产均可导致蛋白尿。

孕中期，是准妈妈多发妊娠高血压、先兆子痫和子痫的时期。所以定期进行尿蛋白的检查，并结合血压和体重的测量，可以及时发现尿蛋白，以帮助早期发现确诊妊娠高血压、先兆子痫和子痫。

尿蛋白有时会有假阳性，这主要是留取尿液不正确造成的。留取尿液的正常方法是：先清洁外阴，多喝水使尿液增多，然后留取中段尿液。这样做主要是避免准妈妈的阴道分泌物（白带）污染了尿液。因为在白带中也存在着上皮细胞和白细胞等，如果混入尿液中，可能会导致尿蛋白阳性的假象。

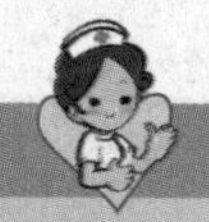

尿/蛋/白/检/查

检查结果解读

血压高并伴有蛋白尿提示可能有先兆子痫

● 先兆子痫的诊断标准是：妊娠20周以后，出现血压的收缩压≥140毫米汞柱或舒张压≥90毫米汞柱，并同时伴有蛋白尿>0.3克或随机尿蛋白（+）以上，并伴有水肿，可提示：可能有先兆子痫。

先兆子痫发生时一定会出现蛋白尿，只是量多少的问题。是否有蛋白尿，是诊断先兆子痫的一个重要标准。但单纯的蛋白尿出现，并不一定能诊断为先兆子痫。出现蛋白尿还有可能是很多其他情况导致的。这些情况有的是病理性的，比如肾脏疾病、泌尿系统感染、免疫系统疾病并发肾损害等；还有些情况是因为留取尿液不正确造成的蛋白尿假阳性。

如果先兆子痫的病情加重就会变成发展为子痫，还可能出现其他脏器损害，这也可能会导致相应的症状和体征，比如头痛、头晕、视物不清、抽搐、右肋下胀满、肝区疼痛等。

血红蛋白检查

血红蛋白是血中一种携带氧气的蛋白质，呈红色。血红蛋白水平高有可能是吸烟引起的，也有可能是心脏缺陷和过度补充铁造成的。

怀孕早期准妈妈血液中血红蛋白水平过高，会增加死胎的危险性。研究发现，在怀孕早期血红蛋白水平高的准妈妈，死胎率是其他孕妇的2倍。

对于高血红蛋白现在还没有什么好的治疗方法，所以准妈妈必须重视与死胎有关的一些检查，尤其在妊娠中期要关注血红蛋白的指标。

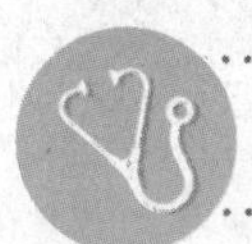

准妈妈的特殊检查

甲胎蛋白检查

整个孕期，准妈妈体内的甲胎蛋白(AFP)会随着怀孕时间的不同而呈现不同幅度的升高，孕期通过检查甲胎蛋白，可以协助诊断胎宝宝有无异常及是否能继续妊娠。

虽然甲胎蛋白在孕期可有一定程度的升高，但在不同时期也有其正常的范围标准，若超出正常范围，应及时去医院就诊。了解准妈妈甲胎蛋白的正常值，对监测胎宝宝有无异常、确保母婴的健康、降低胎儿畸形的发生率都很重要。

常规情况下，甲胎蛋白在妊娠12～14周时开始上升，在妊娠28～32周时可达到最高峰，随后将会维持一个相对稳定的状态，之后再逐渐降为正常水平。

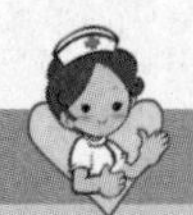

甲/胎/蛋/白/检/查

检查结果解读

甲胎蛋白异常升高提示胎宝宝可能畸形

● 甲胎蛋白(AFP)在孕28～32周达到最高峰，并维持一个相对稳定的状态，仍保持在400μg/L以下属于正常范围；当甲胎蛋白升高并超出正常范围，特别是测定值超过800μg/L时，常可预示胎宝宝可能处于危险情况或有畸形的可能。

孕期会导致准妈妈甲胎蛋白升高的病理原因主要有以下几种：

1.准妈妈患有急慢性肝炎、肝硬化、肝癌、消化道癌等各种肝胆疾病以及胚胎瘤时，都可引起甲胎蛋白升高。

2.胎宝宝出现脊柱裂、神经管缺损、无脑等情况时，血浆甲胎蛋白可由能自由开放的神经管进入到了羊水中，从而导致准妈妈的甲胎蛋白严重升高，特别是胎宝宝出现先天性开放性神经管畸形时，准妈妈孕10～16周的血清甲胎蛋白含量可比正常值高出10倍左右。

3.胎宝宝在宫腔内出现死亡、畸胎瘤等先天性缺陷时，准妈妈血中的甲胎蛋白也会升高。

血清抗体检查

怀孕第16～17周，准妈妈可进行一次血清特异性抗体检查，以作为抗体的基础水平。怀孕第28～30周要进行复查，若出现问题，应每2周复查一次，观察抗体滴度的上升速度。

血清抗体是一种免疫球蛋白(Ig)，主要包括IgG、IgM和IgA等，测定血清免疫球蛋白是检查体液免疫功能最常用的方法。一般检测IgG、IgM、IgA，这三类就可以代表血清免疫球蛋白的水平。IgG为不完全抗体，分子量小，可通过胎盘引起胎儿溶血，因此，临床主要采用IgG定量法来检测准妈妈体内的血清抗体。

若准妈妈血型为O型，准爸爸的血型为A型、B型或AB型，则新生儿可能会发生溶血症，需要进一步检查准妈妈血清中IgG抗A(B)效价。

夫妻之间Rh血型不合，有可能发生严重的新生儿溶血症。如果准妈妈血型为Rh阴性，准爸爸血型为Rh阳性，则需要进一步测定准妈妈血清中的抗体水平。若准妈妈血型为Rh阴性，可以由于妊娠、输血等原因获得Rh抗体，当再次与相应抗原血液相遇时，将引起严重输血反应或新生儿溶血症。

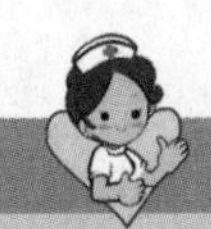

血/清/抗/体/检/查

检查结果解读

ABO溶血滴度检查可提示新生儿ABO溶血症

●血清检查A(B)IgG效价＞1：128时，可提示：可能胎儿发生ABO溶血症。

新生儿溶血病是指由于母亲和孩子的血型不合而引起的一种溶血性疾病，使胎宝宝在宫内或出生后发生大量红细胞破坏，出现一系列溶血性贫血、黄疸以及其他多种临床表现的疾病。

准妈妈怀孕后，准妈妈和胎宝宝通过胎盘进行交换营养物质、代谢产物和氧气。但血液不直接流通，只有在某些原因下如外伤、炎症等，胎宝宝的部分血液可进入母体，而胎宝宝得自父亲的血型如果恰恰与母亲不合，那么，只要胎宝宝的红细胞进入母体，其红细胞上的抗原就能刺激母亲产生相应的抗体，这种抗体再通过胎盘进入胎宝宝的血液循环，与胎宝宝红细胞上的抗原起作用，即发生抗原抗体反应，使大量红细胞被破坏、溶解，发生贫血。同时产生大量胆红素，因而发生黄疸。

最常见的有ABO血型不合，Rh血型不合较少见，偶尔也可见到其他血型不合。Rh血型不合所致溶血常较ABO血型不合更严重。

最常见的引起溶血的准妈妈血型为O型，准爸爸血型为A、B和AB型。

A型就是红细胞上有A抗原，B型有B抗原，AB型具有A和B两种抗原，O型则无任何抗原。血型是遗传的，由母亲和父亲的遗传基因共同决定。当准妈妈血型为O型，胎宝宝血型为A型、B型而发生溶血时，叫做ABO溶血。

血清抗体检查可提示新生儿Rh溶血症

- **准妈妈血型为Rh阴性，胎宝宝血型为Rh阳性时，可提示：新生儿可能会发生Rh溶血病。**
- **Rh血型不合且抗体效价＞1：32时，可提示：可能新生儿Rh溶血病情严重。**

当准妈妈血型为Rh阴性，准爸爸为Rh阳性，胎宝宝也为阳性时，如胎儿带着Rh因子的红细胞(抗原)的血进入母体，使母体致敏产生抗体，这些抗体再经过胎盘进入胎儿血液循环，抗体与抗原相遇发生溶血。

母亲为Rh阴性，第一胎发病率很低，因为初次免疫反应产生IgM抗体需要2～6个月，且较弱，不能通过胎盘进入胎儿体内，而胎儿红细胞进入母体多数发生在妊娠末期或临产时，故第一胎常处于初次免疫反应的潜伏阶段。当再次妊娠第2次发生免疫反应时，仅需数天就可出现，主要为能通过胎盘的IgG抗体，而且这种抗体能迅速增多，故往往第二胎才发病。Rh系统的抗体只能由人类红细胞引起，若母亲有过输血史，且Rh血型又不合，则第一胎也可发病。对胎宝宝的危害很大。

溶血症危害大，严重者可导致宝宝发生脑瘫、弱智、运动功能障碍、手足搐动、听力及视力障碍等病，出生后的新生儿易得黄疸和贫血。

B超筛查畸形

前面讲到过孕期至少要做4次B超检查，其中有2次B超检查至关重要，第1次是孕12周前，第2次是孕20～24周进行的胎儿超声筛查。它是早期发现并及时终止严重结构异常胎儿的最佳时间。此外，对于一些结构在异常和正常边界的图像，需要根据自身情况在2～4周后再进行一次B超检查，以便动态观察准妈妈及胎儿的情况。

1.可筛查出的畸形

主要是严重的脑膨出、严重的开放性脊柱裂、严重胸及腹壁缺损、无脑儿、内脏外翻、单腔心、致死性软骨发育不全等7种畸形。

另外还有唇腭裂、畸胎瘤、血管瘤、颈部水囊状淋巴管瘤、胎儿器官发育明显异常等。

2.筛查的方法

探测时准妈妈取仰卧位，必要时取侧卧位等，按照常规筛查步骤进行。

疑诊为畸形的部位要多切面、多方位扫查进行验证。

对于怀疑胎儿畸形的患者，要求2～3位高年资医师同时对胎儿进行检查，并进行分析诊断。但鉴于目前超声诊疗手段还存在一定的局限性，不能对所有的畸形做出产前诊断。

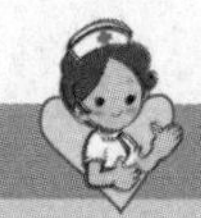

B/超/检/查

检查结果解读

B超检查异常提示可能死胎

B超检查提示子宫大小与相应妊娠月份不符，胎心、胎动消失；颅骨重叠，有时胎头已变形，则可确诊为死胎。

死胎是由某些不利因素使宫内胎宝宝缺氧从而导致胎儿死亡。此过程呈渐进性，初为胎动减少，后为胎动消失至胎心消失，可历时数日。如宝宝出生后可能有存活的可能的条件下，如胎动减少或胎动消失，但胎心正常，短时间内及时采用剖宫产，有时仍可获存活的婴儿。因此，准妈妈孕期学会胎动计数行自我监测，有助于了解宫内胎宝宝的安危。

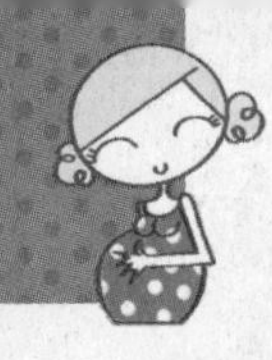

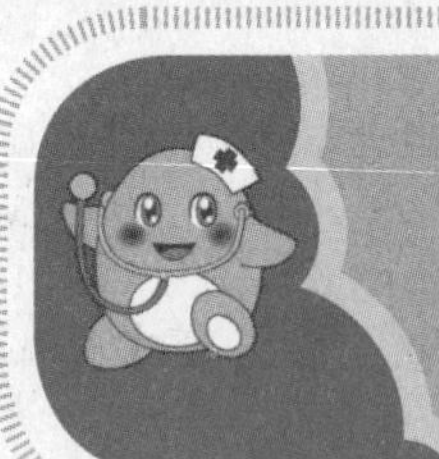

孕6月保健与产检（21～24周）

母体和胎儿变化

母体的变化

•第21周

1.准妈妈的肚子越来越大，子宫底高18～21厘米。

2.体重增长快，容易感到疲劳，腰部疼痛。

3.乳房也有明显变化，偶有淡初乳溢出。

4.头发会比以前更柔软发亮，皮脂溢出也有所减轻。

•第22周

1.准妈妈身体越来越重，大约以每周增加250克的速度迅速增长。

2.由于子宫日益增高压迫肺，在上楼时感到呼吸相对困难。

3.感受到宝宝的胎动次数增加，胎宝宝的心跳十分有力。

•第23周

1.准妈妈身体越来越重，上楼很吃力，呼吸相对困难。

2.阴道的分泌物增加，泌尿道的平滑肌变得松弛了，膀胱感染的危险性增高。

•第24周

1.准妈妈身体越来越沉重，宫高约24厘米。

2.脸上和腹部的妊娠斑更加明显并且增大。

3.准妈妈有时会有以下症状：如感觉眼睛发干、畏光、胎动明显、白带增多、下腹疼痛、便秘、胃灼热和胀气、头痛、晕眩、牙龈出血、腿抽筋、腰酸背痛、腿部静脉曲张、腹部瘙痒、憋闷、睡不稳，尿频等现象。

胎儿的成长

•第21周

1.胎宝宝身长大约18厘米，体重300～350克。

2.胎宝宝外表面目清楚、骨骼健全、体瘦、皮肤红而皱。

3.用听诊器可以听到宝宝的胎心音了。

4.脐带中的血液流动快速。

•第22周

1.胎宝宝身长大约19厘米，体重350克左右。

2.胎宝宝已经长出浓浓的头发、眉毛和睫毛等。

3.骨骼已相当的结实，骨关节开始发育，身体逐渐匀称。

4.皮肤上覆盖了一层白色的滑腻的物质，皮下脂肪少，皮肤呈黄色。

5.牙齿开始发育。

•第23周

1.胎宝宝身长大约19厘米，体重400克左右。

2.开始出现呼吸样运动、能啼哭，此时出生可存活数小时。

3.胎宝宝听力基本形成，还会不断的吞咽。

4.大脑继续发育，大脑皮质已有6层结构，沟回明显增多。

5.手足的活动逐渐增多，身体的位置常在羊水中变动，如果出现臀位也不必害怕，因为此时胎位可不断的发生变化。

•第24周

1.胎宝宝身长大约为25厘米，体重500克左右。

2.宝宝的身体逐渐匀称，皮下脂肪的沉着进展不大，因此还很瘦，脸蛋儿开始变得丰满，睫毛、眉毛等都已长成。

3.骨骼已经相当结实，如果拍射x线照片，可清楚看到头盖骨、脊椎、肋骨及四肢的骨骼。

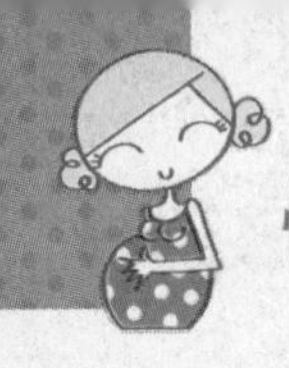

母婴保健与重点关注

孕6月母婴保健要点

怀孕第6个月，准妈妈身心安定，食欲也开始增加了。为了使胎儿发育良好，准妈妈应均衡摄取充足的营养。

这一阶段，准妈妈可能会出现缺铁性贫血，因此准妈妈应多补充铁质。

准妈妈的尿频和便秘现象将有所缓解，但因为分泌物仍然很多，容易受病菌感染，准妈妈仍应每天坚持淋浴，并且勤换内衣裤。这个阶段结束时，准妈妈流产的可能性减少了，处于安定期，但仍需保持平稳的情绪。

防治缺铁性贫血

怀孕后，准妈妈的血容量会逐渐增加，到了晚期，血容量会增加约1300毫升，比孕前多30%～45%，其中血浆增加量是红细胞的3倍多，但由于铁是人体生成红细胞的主要原料之一，若体内铁供应不足，红细胞的造血量就跟不上血液总量的增加，血液被稀释，就会出现“缺铁性贫血”。这虽然是正常现象，但如果不加以改善，准妈妈就会感到疲倦、眩晕，还会出现脑力和体力下降的情况，严重时会导致胎盘供氧不足，使胎宝宝宫内发育迟缓或引起早产。

要补充足够的铁，准妈妈可以搭配使用以下几种方法。

1.多吃富铁食物

从孕前和孕初期就要开始注意多吃瘦肉、家禽、动物肝及鸭血、猪血、蛋类等富铁食物。豆制品含铁量也较多，肠道的吸收率也较高，要注意摄取。主食多吃面食，面食较大米含铁多，肠道吸收也比大米好。

2.做菜多用铁炊具烹调

做菜时尽量使用铁锅、铁铲，这些传统的炊具在烹制食物时会产生一些小碎铁屑溶解于食物中，形成可溶性铁盐，容易让肠道吸收铁。

3.多吃有助于铁吸收的食物

水果和蔬菜不仅能够补铁，所含的维生素C还可以促进铁在肠道的吸收。因此，在吃富铁食物的同时，最好一同多吃一些水果和蔬菜，也有很好的补铁作用。

4.按时去做产前体检

至少要在妊娠的中期和后期检查2次血色素，多次反复化验血能够及早发现贫血，采取相应措施纠正贫血。

5.口服铁剂

如果血常规发现血红蛋白水平低于10克/100毫升，医生可能会建议你口服铁剂。但口服铁剂可能会引起胃痛或者便秘，一旦出现这些不良反应，可以尝试口服液态铁剂，这对胃的刺激相对小些。如果你的贫血非常严重，或者口服铁剂数周后见效不大，就应该做进一步的血液检查，寻找原因，并决定最佳的治疗方案。如果你正遵医嘱口服铁剂，同时也要吃富铁的食物，因为机体对食物中的铁吸收能力强于口服的铁剂。

羊水监测

羊水是维系胎宝宝生存的要素之一，从胚胎开始形成前，就必须先有羊水将厚实的子宫壁撑开来，提供胎宝宝生长发育的空间。它还是子宫遭受外力冲击时的缓冲剂，能维持稳定的温度，可通过分析其成分来了解胎宝宝的健康情况与成熟度等，而且阵痛时借着水囊传导力亦可协助扩张宫颈。

1.羊水过多

症状 妊娠期羊水量超过2000毫升时就是羊水过多。羊水过多症可以分为急性和慢性两种，羊水量在短时间内急剧增加者，称为急性羊水过多；相反，若在较长时间内渐渐增加，称为慢性羊水过多。

急性羊水过多，多发生于妊娠20～24周。典型症状为：准妈妈呼吸困难，尿少，外阴部及下肢水肿，子宫壁紧张，摸不到胎宝宝，听不清胎心音，患者不能平卧，个别患者不能行走，只能端坐。

而慢性羊水过多，可无症状，仅产检发现子宫较孕周大，不易扪及胎儿，可感胎宝宝浮游于大量羊水中，胎位不清，胎心遥远或听不清。

原因 胎儿先天性畸形往往伴有羊水过多，约占羊水过多总数的40%。此外，若患有妊娠期高血压疾病、妊娠合并糖尿病及双胎妊娠时，也可以出现羊水过多。

危害 羊水过多，使胎儿在宫腔内过于浮动，容易发生胎位不正。破水时，有发生脐带脱垂的危险。

治疗 羊水过多，首先应查明原因，针对疾病进行治疗。

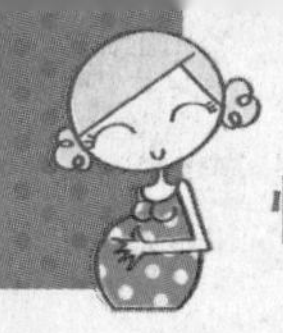

轻度的羊水过多，不需特殊治疗，大多数在短时间内可自动调节。如果羊水急剧增加，孕妇应请医生诊治，同时减少食盐的摄入。

中度羊水过多，可通过低盐饮食调整血糖，利尿药物应用、中医中药治疗以缓解病情，也可在医院通过穿刺的办法减少羊水。

2.羊水过少

症状 怀孕足月时羊水量少于300毫升，称为羊水过少。准妈妈常无自觉症状，只有医生作腹部触诊，并进行B超检查后才能诊断。

原因 胎宝宝畸形。如先天性肾脏缺损，肾脏发育不全、输尿管或尿道狭窄等泌尿器官畸形，致使胎宝宝尿少或无尿。因胎宝宝尿液是羊水的组成部分，所以羊水量也就少了。

过期妊娠。由于胎盘缺血缺氧、功能减退，引起胎宝宝血液重新分配，使胎宝宝血液主要供给胎宝宝脑和心脏，致使肾血流量减少，使胎宝宝尿液减少，因此羊水量减少。

胎膜本身病变，也可引起羊水过少。

危害 羊水过少如果发生在孕早期，使胎膜和胎体发生粘连，可造成胎宝宝严重畸形，如肢体缺损。若发生在妊娠中、晚期，子宫四周压力直接作用于胎体，易引起胎宝宝斜颈、曲背、手足畸形及肺发育不全等。发生在孕晚期时，常导致胎宝宝宫内窘迫、新生儿窒息及围产儿死亡等。

治疗 羊水过少的治疗也要先查明发病原因。如果羊水过少，胎儿经检查无畸形，孕妇没有严重并发疾病，可在医生的指导下，通过快速饮水的办法增加羊水量。凡足月未临产而又属缺乏羊水的孕妇，可在2小时内饮水2000毫升（约4碗水），如果仍然达不到要求，还可重复上述办法。这种办法安全、有效、简便、易行，也没有副作用，可在医生的指导下进行。

防治尿道感染

尿道感染也被称为尿路感染，是准妈妈在妊娠期出现的常见病症之一。该病多半是由准妈妈特殊的生理特征和孕期的主要变化所致。

• 孕期尿道感染的预防

健康的饮食习惯 准妈妈应该多喝水，养成健康的饮水习惯。准妈妈也可以用西瓜、冬瓜、青菜等一些具有清热解毒、利尿通便功效的食物代替白开水。另外，喝一些清热利尿的汤品，如绿豆汤、银耳莲子羹等，也可以预防尿道感染。

良好的个人卫生 细菌经常侵入不洁的尿道里，因此保持外阴部和尿道的清洁，对防治尿道感染至关重要。准妈妈要常洗澡，勤换内衣裤，保持清洁。内裤最好选用棉材质，透气性要好。每次清洗时用沸水消毒，并放置在阳光下暴晒杀菌。裤子不要过紧，以免裤子直接压到外阴部而滋生细菌。

孕中期适度进行性生活

妊娠中期（怀孕4～7个月），胎盘已经形成，妊娠较稳定，早孕反应也已消失了。此时孕妇的心情开始变得较为舒畅。性器官分泌物也增多，是性欲高涨的时期，因此，夫妻可适当地享受性生活。但必须有所节制，注意性生活的体位与时间，避免造成对胎儿的影响。

妊娠期的性生活应该建立在情绪胎教的基础上，孕中期的性生活有益于夫妻恩爱和胎儿的健康发育。

值得注意的是，这个时期胎膜里的羊水量增多，胎膜的张力逐渐增加，此时应维护子宫的稳定，保护胎儿的正常环境。若性生活次数过多，用力较大，压迫孕妇腹部，胎膜就会早破。脐带也有可能从破口处脱落至阴道内甚至阴道外。这样势必影响胎儿的营养及氧气的输送，甚至造成死亡或者引起流产。即使胎膜不破，没有发生流产，也可能使子宫腔感染。重症感染能使胎儿死亡，轻度感染也会使胎儿智力和发育受到影响。

孕中期“轻”运动

孕中期孕妈妈的心情舒畅了许多，这预示着妊娠进入了稳定期。此时胎盘已经形成，加上羊水的屏障作用，可缓冲外界的刺激，使胎儿得到有效的保护。

孕中期可适度地进行体育锻炼，游泳、球操、跳慢舞都是可行的。

在国外，游泳是孕妇普遍参加的一项活动。孕期游泳能增强心肺功能，而且水里浮力大，可以减轻关节的负荷，消除浮肿、缓解静脉曲张，不易扭伤肌肉和关节。游泳要选择卫生条件好、人少的室内游泳馆进行。下水前先做一下热身，让身体适应水的温度，游泳以无劳累感为佳。这样的运动对母体和胎儿都有益。

一定要根据自己的情况来做运动。除了游泳，还可以做一些轻微的活动，比如散散步、跳跳舞、坐坐健身球。孕中期的体重增加，身体失衡的情况孕妇还未完全适应，这个时候切记不要做爬山、登高、蹦跳之类的平衡运动，以免发生意外。

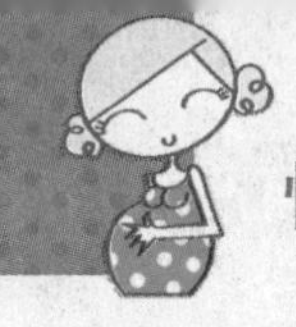

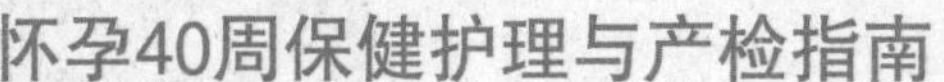

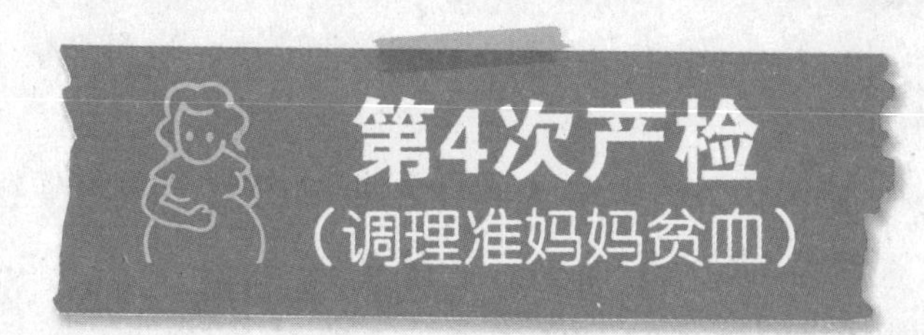

第4次产检（调理准妈妈贫血）

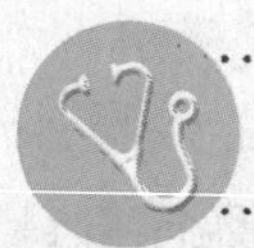

准妈妈的常规检查

常规项目检查

怀孕第6个月准妈妈要进行第4次产检了。同样还是进行产前常规检查，包括体格检查、测量体重、体温和心率等；进行产前常规项目检测，包括血常规、尿常规、测量胎心、监测胎动、测量宫高等，以了解孕6月准妈妈的身体状况和胎宝宝的发育状况，并及时发现孕6月出现的异常情况。

孕6月，因为胎宝宝的生长发育较快，所需要的各种营养素较多，准妈妈也胃口大增，所以准妈妈体重也开始迅速增长，因此要特别注意血压的变化，产前检查应增加血液检查内容，多多关注某些营养素尤其是铁元素是否缺乏。必要时，进行B超检查，观察胎宝宝生长发育情况及羊水的情况等。

血压测量

孕5月准妈妈就开始重点监测血压了，那么本月准妈妈也应继续监测，因为孕中期以后准妈妈容易发生仰卧位低血压综合征，所以应通过监测血压及时发现并防治准妈妈仰卧位低血压综合征。

具体方法 准妈妈仰卧10分钟左右测量血压，确定血压是否降低。

在监测血压的同时，准妈妈还要留心在仰卧一定时间以后有无头晕、胸闷、打哈欠等低血压症状出现。

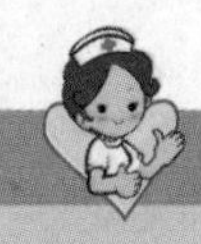

血/压/测/量

检查结果解读

妊娠中晚期血压低提示可能为低血压综合征

妊娠中晚期，如果准妈妈仰卧位时经血压监测发现血压低，且有头晕、疲倦、流虚汗等一系列低血压症状，就要警惕低血压综合征。低血压综合征大多为仰卧位造成的低血压，也叫仰卧位低血压综合征。其原因是：增大的子宫在仰卧位时容易压迫准妈妈下腔静脉，阻碍血流回心脏，使血压降低。

准妈妈仰卧位低血压综合征发生率比较高，为2%～30%，一般发生在妊娠中晚期，临产前或分娩时很少发生。多数人症状发生在仰卧后1～10分钟，6～7分钟开始出现最多。主要表现头晕、恶心、胸闷、出冷汗、打哈欠，检查发现血压降低、脉率加快、面色苍白等。胎宝宝因准妈妈血压降低而缺氧，早期表现胎动增加、胎心率加快，后期胎动减慢、胎心率降低。

血红蛋白检查

妊娠期间，准妈妈的身体可能会受到一些生理因素的影响，如妊娠呕吐，食欲不振，妊娠期以血浆增加为主的血容量平均增加40%等，均可导致准妈妈血液中的血红蛋白相对降低。另外，准妈妈还会因为铁、叶酸等营养物质的摄入不足而引起血红蛋白不足。当准妈妈的血红蛋白低于一定数值时即出现贫血。

妊娠的整个过程中，准妈妈都有可能会出现缺铁性贫血，但孕中期是最容易发生缺铁性贫血的时期，所以，这个时期的产前检查尤其要关注血液检查中血红蛋白的指标，并及时发现和防治孕中期缺铁性贫血。

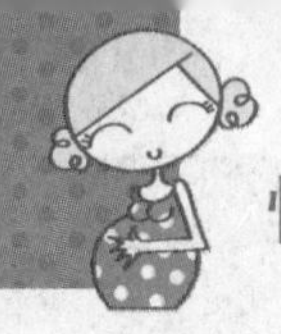

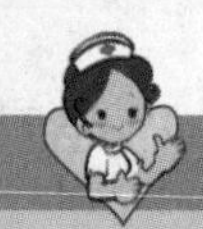

血/红/蛋/白/检/查

检查结果解读

血常规检查异常提示可能有缺铁性贫血

● 呈现典型的小细胞低色素性贫血，红细胞内血红蛋白减少明显，可提示：可能有缺铁性

生化检查异常提示可能有缺铁性贫血

● 血清铁明显降低，总铁结合力增高，血清转铁蛋白饱和度降低，可提示：可能有缺铁性贫血。

骨髓象检查异常可提示有缺铁性贫血

● 骨髓显示红系细胞内及细胞外铁染色均减少，可提示：可能有缺铁性贫血。缺铁性贫血是由于体内缺少铁质而影响血红蛋白合成所引起的一种常见贫血。这种贫血特点是骨髓、肝、脾及其他组织中缺乏可染色铁，血清铁浓度和血清转铁蛋白饱和度均降低。

缺铁性贫血是孕期最常见的贫血，一般从怀孕5～6个月开始发生。很多准妈妈在怀孕前因月经失血，造成怀孕后体内铁存贮量不足，会造成缺铁性贫血；孕期胎盘和胎宝宝的发育都需要增加血液量，以至于铁的供给量要达到孕前的2倍，而准妈妈怀孕后胃酸减低也影响了饮食中铁的吸收，又未能通过饮食摄取足量的铁，也会造成缺铁性贫血。

对于长期的贫血，如果产前检查中没有及时发现和治疗，不仅会造成准妈妈抵抗力下，增加妊娠和分娩期的风险，还可能造成胎宝宝营养供应不足，轻者使胎宝宝发育缓慢，重者可发生早产或死胎。

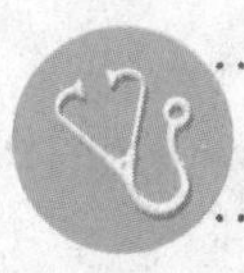

准妈妈的特殊检查

B超检查羊水量（特需人群）

整个孕期，羊水的数量是一直在变化的，若孕中期羊水仍然过多，会对胎宝宝产生很大的危害，所以要适时进行羊水量的检查。

评价羊水数量的有羊水指数（AFI）和羊水最大暗区垂直深度（AFV）。羊水指数，即以脐水平线和腹白线为标志，将子宫直角分成四个象限，测量各象限最大羊水池的垂直径线，四者之和即为羊水指数，羊水指数的正常值范围是8～20厘米。

AFV＞8cm，AFI＞20cm，提示羊水过多。

AFV≤2cm为羊水过水，AFV≤1cm为严重羊水过少。AFI≤8cm为可疑羊水过少，AFI≤5cm诊断为羊水过少。

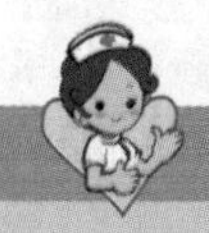

B/超/检/查/羊/水/量

检查结果解读

B超检查羊水指数大于20cm，提示羊水过多症

一般来说，羊水量会随着怀孕周数的增加而变化，如果准妈妈经B超检查羊水量超过2000ml，就称为羊水过多症。

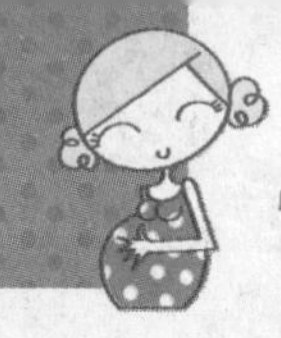

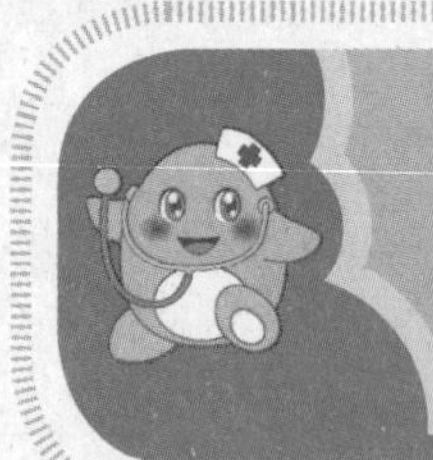

孕7月保健与产检（25～28周）

母体和胎儿变化

母体的变化

•第25周

1.准妈妈的腹部变得更大，下腹部与上腹部都变得更为隆起。

2.腹部由于过度隆起可出现少许的“妊娠纹”。

3.增大的子宫压迫盆腔静脉，使下肢静脉曲张更加严重，有的准妈妈还会出现便秘和痔疮、腰酸、背痛等症状。

•第26周

1.子宫高度为24～26厘米，肚子感到分外沉重。

2.受激素水平的影响，有的准妈妈髋关节松弛而导致步履艰难。有些准妈妈则可能会发生水肿、高血压和蛋白尿等。

•第27周

1.子宫更加的膨大，子宫底在肚脐上7厘米的位置上，宫高27厘米。

2.子宫接近了肋缘，准妈妈有时候会感觉气短。

3.准妈妈的食欲会降低，这是因为子宫对胃部的压迫，让准妈妈很容易有饱胀感。

• 第28周

1.准妈妈对胎动的感觉更加明显。

2.子宫底到达了肚脐上8厘米。

3.准妈妈的体重较妊娠前增加了7~9千克。

胎儿的成长

• 第25周

1.妊娠第25周的胎宝宝，身长约为30厘米。体重约600克。

2.舌头上的味蕾正在形成。

3.大脑的发育也已经进入了一个高峰期，大脑细胞迅速增殖分化，体积增大。

4.胎宝宝的传音系统完成，神经系统发育到相当程度，声音、光线及母亲的触摸都能引起胎宝宝的反应，这时胎宝宝已经有了疼痛感，喜欢被摇动。

• 第26周

1.妊娠第26周的胎宝宝身长约32厘米，体重约800克。

2.胎宝宝开始有了呼吸，但呼出吸入的不是真正的空气。

3.味觉神经、乳头在孕期第26周形成。

4.听觉有了反应的能力，记忆意识萌芽开始出现。

5.胎动更加协调，而且多样，体力增强，胎动越来越频繁。

• 第27周

1.妊娠第27周的胎宝宝，身长大约38厘米，体重约900克。

2.胎宝宝这时候眼睛已经能睁开和闭合了，同时有了睡眠周期。

3.胎宝宝大脑活动在27周时非常活跃。

4.胎宝宝在这时已经长出了头发。

5.胎宝宝在6~7个月时，开始能细微地辨别母亲的态度和情感，并对其做出反应。

• 第28周

1.妊娠第28周时，胎宝宝坐高约26厘米，体重约1000克，几乎占满了整个子宫。

2.胎宝宝重要的神经中枢，如呼吸、吞咽、体温调节等中枢都已经发育完备。

3.皮下脂肪增多，皮肤皱纹消失，皮脂形成。

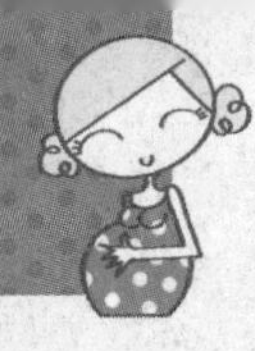

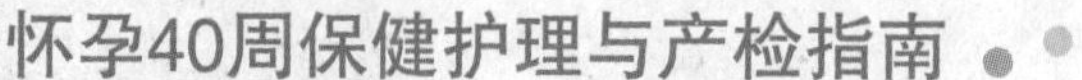

母婴保健与重点关注

孕7月母婴保健要点

怀孕第7个月，准妈妈容易患上妊娠期糖尿病，因此，准妈妈应及时去医院检查，一旦发现就要及早治疗。

怀孕7个月后，准妈妈平时应多休息，不可过度劳累，还要限制水分和盐分的摄取量。此外，还应严防感染流行性感冒。另外，准妈妈还应控制体重，在家自测宫高，随时监测胎宝宝的健康情况。

从现在开始，准妈妈就可以为分娩做准备了，可以练习分娩时的呼吸法、按摩、压迫法及用力方法等分娩的辅助动作。

防治妊娠期糖尿病

妊娠第24～28周间，准妈妈可以进行妊娠糖尿病筛检了，妊娠糖尿病往往会危害胎儿和准妈妈的健康，所以要做到早发现，早治疗。

1.妊娠糖尿病的危害

妊娠糖尿病是孕期形成的糖尿病，是怀孕期间体内不能产生足够水平的胰岛素而使血糖升高的现象，可能会引起胎宝宝先天性畸形、新生儿血糖高及呼吸窘迫症候群、死胎、羊水过多、早产、孕妇泌尿道感染、头痛等，不但影响胎宝宝发育，也危害母亲的健康。

2.妊娠糖尿病的高危人群

有糖尿病家族史、过于肥胖、过去有不明原因的死胎或新生儿死亡、前胎有巨婴症、羊水过多症的准妈妈，以及年龄超过30岁的准妈妈，都属于妊娠糖尿病的高发人群。建议这些准妈妈重视妊娠期糖尿病的筛检。

3.正确应对妊娠糖尿病

多数妊娠糖尿病妇女，尽管血糖已经升高，但常无不适症状，因此多查血糖至关重要。应密切监测三餐后的血糖水平，必要时还要查一下睡前血糖情况，一般每天至少查一次血糖，就诊时将记录结果带给医生。下面介绍两种应对妊娠糖尿病的两种方法。

运动疗法 运动疗法不仅有益于母子健康，而且可控制糖尿病。因此，除去有糖尿病急性并发症、先兆流产、习惯性流产而需保胎者及有妊娠高血压疾病者，孕妇应到室外参加适量运动。运动宜在饭后半小时左右，持续时间不宜过长，一般30分钟较合适。运动项目应选择较舒缓不剧烈的，如散步、缓慢的游泳等。

胰岛素疗法 如果经过饮食管理与运动疗法仍不能控制血糖时，应进行胰岛素治疗，既可有效控制血糖，又不通过胎盘，对母子来说都是安全的。在应用胰岛素时应注意，最好用人工合成的人胰岛素，须知道所用胰岛素的类型、剂量和注射时间，并注意注射部位的轮换。掌握避免低血糖的方法和一旦发生如何处理的方法。继续控制饮食、适当运动，更加密切监测血糖并详细记录。

患妊娠期糖尿病的妈妈，为了及时发现在产后血糖异常，产后42天产妇应复查75克葡萄糖耐量试验，若检查正常，还应每2～3年复查葡萄糖耐量试验。

糖尿病的饮食原则

糖尿病准妈妈除了可以实施运动和胰岛素两种疗法，还可以从饮食上着手，遵循糖尿病准妈妈的健康饮食原则，饮食管理至关重要。

注意热量需求 妊娠早期不需要特别增加热量，妊娠中、晚期必须依照孕前所需的热量，再增加300千卡/天。由于体重减轻可能会使母体内的酮体增加，对胎儿造成不良影响，故怀孕期间不宜减重。

多摄取纤维质 在限制摄取范围内，多摄取高纤维食物，如：以糙米或五谷米饭取代白米饭，多吃蔬菜、新鲜水果，少喝果汁等，如此可延缓血糖升高，控制血糖，也易产生饱足感。

注意餐次分配 为维持血糖值平稳及避免酮血症的发生，餐次的分配非常重要。因为一次进食大量食物会造成血糖快速上升，且母体空腹太久时，容易产生酮体，所以建议少量多餐，将每天应摄取的食物分成5～6餐。特别要避免晚餐与隔天早餐相隔时间过长，所以睡前要补充点点心。

摄取正确糖类 糖类的摄取是为提供热量、维持代谢正常，并避免酮体产生。不应误以为不吃淀粉类食物可控制血糖或体重，而完全不吃饭；而是应尽量避免加有蔗糖、砂糖、果糖、葡萄糖、冰糖、蜂蜜、麦芽糖的含糖饮料及甜食，可避免餐后快速的血糖增加。如有需要可加少许代糖，但应使用对胎儿无害的成分。尽量选择纤维含量较高的未精制主食，可更有利于血糖的控制。妊娠糖尿病孕妇

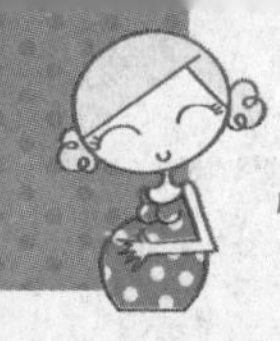

早晨的血糖值较高，因此早餐淀粉类食物的含量必须较少。

注重蛋白质摄取 如果孕前已摄取足够营养，则妊娠初期不需增加蛋白质摄取量，妊娠中晚期每天需增加蛋白质的量各为6克、12克，其中一半需来自高生理价值的蛋白质，如蛋、牛奶、鸡、鸭，白色肉类、鱼类及豆浆、豆腐等黄豆制品。最好每天喝至少两杯牛奶，以获得足够钙质。

油脂类要注意 烹调用油以植物油为主，减少油炸、油煎、油酥的食物，以及动物的皮、肥肉等。

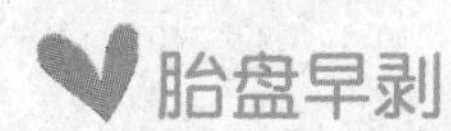

胎盘早剥

1.胎盘早剥的原因

临床观察发现，胎盘早剥与先兆子痫、慢性高血压和慢性肾炎有一定关系。因为全身小血管痉挛或硬化，引起远端毛细血管缺血、坏死，以及破裂、出血，形成血肿，使胎盘与子宫壁分离。

此外，外伤、腹部受到撞击、外倒转术，脐带过短，或者脐带绕颈使脐带相应过短，以及子宫内压骤然下降，如羊水过多孕妇破水时，大量羊水短时间内流出，均可能引起胎盘与子宫壁分离。另有研究表明，叶酸缺乏也会导致胎盘早期剥离。

胎盘早剥时，胎儿娩出前胎盘后的出血会导致胎儿大量失血，危及胎儿生命，同时由于宫内大量出血，其阴道出血量与实际出血量不成正比，当孕妇出现贫血、脉搏加快等休克症状时，往往病情已经很严重，因而对母胎极端不利。

2.怎样预防胎盘早剥

胎盘早剥的发生对母子生命威胁很大，易诱发产后出血、子宫胎盘卒中、弥漫性血管内凝血（DIC）、急性肾功能衰竭等危害生命并发症。所以孕期积极预防胎盘早剥具有十分重要的现实意义，为了有效预防胎盘早剥的发生应注意以下几点：

（1）孕晚期避免仰卧及腹部外伤。

（2）处理羊水过多或双胎分娩时避免宫腔压力骤然降低。

（3）胎位异常者，作外倒转术纠正胎位时，操作必须轻柔。

（4）加强产前检查，积极预防及治疗妊高征。对合并慢性高血压、慢性肾炎等高危妊娠者加强管理。

前置胎盘

1.前置胎盘的预防

（1）孕妇应减少活动，卧床休息以左侧卧位为宜，如有腹痛、出血等不适症状，应立即就医。

（2）避免进行增加腹压的活动，如用力排便、频繁咳嗽、下蹲等，避免用手刺激腹部，变换体位时动作要轻缓。

（3）保持外阴清洁，会阴部垫卫生清洁垫，勤换内裤，预防感染。

（4）饮食要营养丰富、全面。多吃含铁量较高的食物，如枣、瘦肉、动物肝脏等，预防贫血。长期卧床为避免便秘应增加蔬菜水果的摄入。

（5）长期卧床者应适当肢体活动，家属可协助给予下肢按摩，以预防肌肉萎缩，防止血栓形成。同时每日进行深呼吸练习，锻炼肺部功能，预防肺炎的发生。

（6）进行胎儿自我监护——自己数胎动。

2.前置胎盘的处理方法

绝对卧床休息，避免引起子宫收缩，定期产检，出血早就医。

期待疗法

妊娠36周前，胎儿体重小于2500克，阴道出血量不多，孕妇全身情况好，胎儿存活者，可采取此法。

卧床休息；抑制宫缩；纠正贫血，必要时输血；抗菌素预防感染；促进胎肺成熟。

如B超检查、胎儿成熟度检查等，如大量出血、反复出血，或临产时，酌情终止妊娠。

自我护理

(1) 绝对卧床休息，食用高蛋白、高热量、高维生素、高铁的食物。

（2）尿频时注意宫缩及阴道出血情况；阴道似破水流液时要注意鉴别是否为出血。

（3）左侧卧位，自数胎动，定时听胎心，间断吸氧。

（4）产前检查胎位动作要轻，避免刺激宫缩诱发阴道出血。

终止妊娠法

适于入院时大出血、休克、前置胎盘期待疗法中又发生大出血、休克、临近妊娠37周反复出血或临产后出血较多，都需要采取积极的措施终止妊娠。终止妊娠的方式有两种：

剖宫产术

剖宫产术可以迅速结束分娩，于短时间内娩出胎儿，可以缩短胎儿宫内缺氧的时间，增加胎儿成活机率，对母子较为安全。此种方式是处理前置胎盘的主要手段。术中注意选择子宫切口位置，尽可能避开胎盘。

由于子宫下段的收缩力差，胎儿娩出后，胎盘未能立即娩出，须及时作徒手剥离，同时注射麦角制剂增强子宫下段收缩及按摩子宫，减少产后

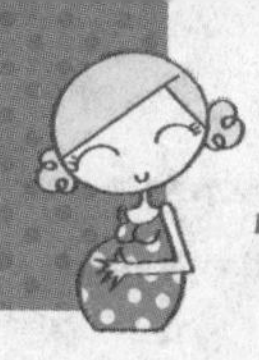

出血量。如果有胎盘植入，须作子宫切除方能止血。

阴道分娩

决定阴道分娩后，行手术破膜，破膜后胎头下降，压迫胎盘，达到止血的目的，并可促进子宫收缩。(此方法仅适用于边缘性前置胎盘而胎儿为头位。)

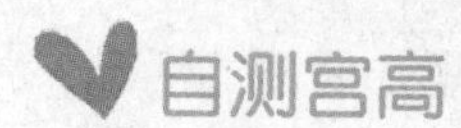

宫底高度可以了解胎儿在子宫内生长的情况。孕期子宫的增大有一定的规律性，每月的增长是有一定的标准的。到孕晚期通过测量宫高和腹围，还可以估计胎儿的体重。因此，从宫高的增长情况也可以推断妊娠月份和胎儿发育情况。

孕期10个月子宫大小和宫底高的大致变化

月份	子宫大小与宫底变化
孕1月末	子宫比孕前略增大一些，像个鸭蛋
孕2月末	子宫增大至拳头般大小
孕3月末	子宫底约在耻骨联合上缘2～3横指
孕4月末	子宫底达脐和耻骨联合上缘之间
孕5月末	子宫底在脐下2横指
孕6月末	子宫底与肚脐持平
孕7月末	子宫底在脐上3横指
孕8月末	子宫底在脐和剑突之间
孕9月末	子宫底在本月达到最高点，在剑突下2横指
孕10月末	本月胎头下降入骨盆，宫底下降回复到孕8月末的水平

•在家自测宫底高

测量宫高的方法 准妈妈排尿后，平卧于床上，两腿伸直，用软尺测量耻骨联合上缘中点至宫底的距离。一般从怀孕20周开始，每4周测量一次；怀孕28～35周每2周测量一次；怀孕36周后每周测量一次。测量结果画在妊娠图上，以观察胎宝宝发育与孕周是否相符。

若连续几次测量宫底高度无变化，或宫高明显低于怀孕月份，应及时到医院查找病因。如果过分高于怀孕月份也应到医院检查，以排除羊水过多、滋养细胞疾病等，还可了解是否有多胎妊娠。由于家庭监护往往需丈夫配合完成，这不仅可保障母儿健康，还可促进父亲对胎儿的感情。

体重监测

妊娠期间，母体要孕育小生命成长，需要大量的营养，母体血量大量增加，以供应胎儿的需要。随着妊娠月份的增长，母亲体重随之增加，其中除了胎儿的肌肉、骨骼、内脏及其他组织不断生长外，还有胎盘、羊水、母体的脂肪、乳房等。到分娩前，不论孕妇孕前体重是多是少，孕妇体重比孕前平均增加11～13.5千克，不得少于9千克。其中妊娠前半期增加总量的1/3，后半期增加约2/3。即妊娠1～12周增加2～3千克，妊娠13～28周增加4～5千克，妊娠29～40周增加5～5.5千克。一般情况下，妊娠早期因早孕反应，孕妇厌食、挑食，甚至呕吐，体重增加不明显。到妊娠13周以后，孕妇食欲增加，食量大增，体重逐渐增加，每周增重350克左右，不超过500克，直到足月。

如果体重增加明显少于平均数，则胎儿宫内发育迟缓、早产、死胎的危险性增加。如果体重增加过多，则有羊水过多、多胎妊娠、葡萄胎等可能。

孕期体重增加表（单位：克）

	孕10周	孕20周	孕30周	孕40周
胎儿	5	300	1500	3400
胎盘	20	170	430	650
羊水	30	250	750	800
子宫	140	320	600	970
乳房	45	180	360	405
血液	100	600	1300	1250
组织间液	0	30	801	680
脂肪	326	2050	3480	3345
总计	666	900	9221	11500

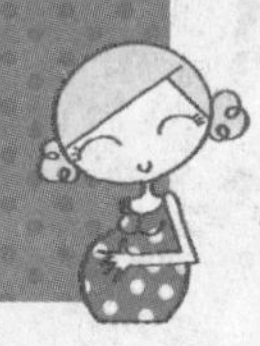

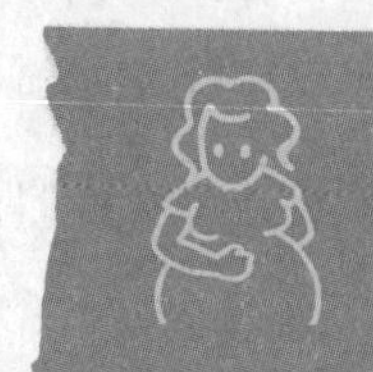

第5次产检
（筛查妊娠期糖尿病）

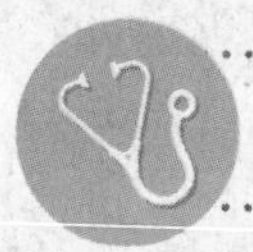

准妈妈的常规检查

常规项目检查

怀孕第7个月要进行第5次产检了。继续进行产前常规检查，包括体格检查，如测量体重、体温、血压和心率等；进行产前常规项目检测，包括血常规、尿常规、测量胎心、监测胎动、测量宫高等，以了解孕7月准妈妈的身体状况和胎宝宝的发育状况，并及时发现孕7月出现的异常情况。

马上就要进入孕晚期了，此时胎宝宝身体发育更加迅速，准妈妈的身体负担也越来越重，同时也可能会面临各种妊娠合并症。这个月，准妈妈要密切关注血压的变化，及时进行50克糖筛查，还应进行一次B超检查，观察胎宝宝生长发育情况和胎盘位置及成熟度等。

血压测量

由于每个人一天中早晚的血压是不一样的，而且饮食和运动量也会使血压有一定的变化。所以准妈妈进行家庭血压监测时，一般可在血压平稳时，每周测1～2次，血压波动时至少每天测量1～2次。最好是采用晨起7：00～8：00和下午19：00～20：00，每次测量3次取平均值记录。

妊娠期高血压的判断准妈妈在未孕或孕20周前，基础血压不高，而至妊娠20周后血压开始升高，收缩压≥140毫米汞柱或舒张压≥90毫米汞柱，尿蛋白阴性，可有水肿。

轻度子痫前期的判断：收缩压≤160毫米汞柱或舒张压≤110毫米汞柱；尿蛋白(+)；无自觉症状。

重度子痫前期的判断：收缩压≥160毫米汞柱或舒张压≥110毫米汞柱；24小时尿内蛋白量达到或超过2克；可有不同程度的水肿，并有一系列自觉症状出现。同时出现头痛、眼花、恶心、胃区疼痛及呕吐等症状，预示将发生抽搐，发生先兆子痫和子痫。

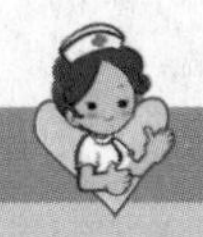

血/压/测/量

检查结果解读

血压>160/110毫米汞柱(并出现尿蛋白抽搐或昏迷)提示可能为子痫

妊娠高血压综合征为妊娠高血压病情的进一步发展。血压可高达160/110毫米汞柱或更高；24小时尿内蛋白量达到或超过2克；可有不同程度的水肿，并有一系列自觉症状出现。

妊娠高血压综合征可分为先兆子痫和子痫两个阶段。先兆子痫是在发生妊娠高血压及蛋白尿等的基础上，出现头痛、眼花、恶心、胃区疼痛及呕吐等症状，行将发生抽搐，称为先兆子痫。在先兆子痫的基础上进而有抽搐发作，或伴昏迷，称为子痫。

子痫发作时常表现为眼球固定、斜视一方、瞳孔放大、头向一侧扭转、牙关咬紧，从嘴角开始出现面部肌肉痉挛，数秒后全身肌肉收缩，双手紧握，双臂伸直，腿部旋转，迅速发生强烈的抽动、口吐白沫。抽搐时呼吸暂停、面色青紫，约1分钟抽搐幅度渐减，全身肌肉放松。至此准妈妈才会恢复呼吸，逐渐清醒。抽搐临发作前及抽搐期间，患者神志丧失。抽搐次数少及间隔长者，抽搐后短期即可苏醒；抽搐频繁且持续时间较长者，往往陷入深昏迷。少数患者抽搐后立即清醒，亦可停止片刻再发生抽搐。

在抽搐过程中易发生种种创伤。如唇舌咬伤、摔伤甚至骨折；昏迷中如发生呕吐可造成窒息或吸入性肺炎，亦可发生胎盘早剥、颅内出血及发动分娩。子痫多发生于孕晚期或临产前，称产前子痫；少数发生于分娩过程中，称产时子痫；个别发生在产后24小时内，称产后子痫。

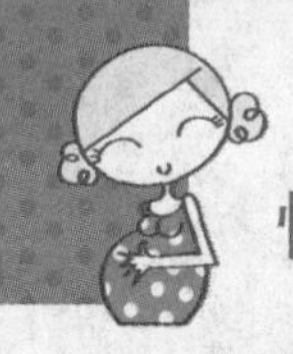

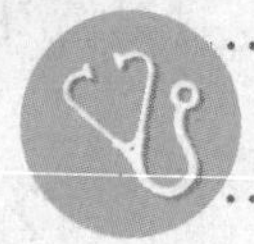

准妈妈的特殊检查

50克糖筛查

随着准妈妈在孕期的大量进补，妊娠期糖尿病的发生率也逐渐增加。所以，妊娠24周后进行妊娠期糖尿病筛查已经成了孕检的一项必查项目，以便及时发现妊娠期血糖异常。

由于妊娠期糖尿病极少会显示出任何症状，所以，只有通过检查才能发现是否有妊娠期糖尿病。在第5次产前检查中，医生一般会建议准妈妈做50克糖筛查，来筛查妊娠期糖尿病。

1.筛查方法

喝葡萄糖水 筛查时，医生首先会给准妈妈一瓶含有50克葡萄糖的糖水，需要在5分钟内喝完。或者会给准妈妈50克葡萄糖，让准妈妈按照一定的比例自己兑水喝下。

抽血检测 准妈妈服用糖水1小时后，医生会抽取准妈妈的静脏脉血来检测血糖水平。

部分人可能进一步做葡萄糖耐量测试 如果准妈妈糖筛查的结果不正常，也就是血糖值过高，医生会安排准妈妈进一步做葡萄糖耐量测试，来确定你是否真的患有妊娠期糖尿病。为使更多的患有妊娠期糖尿病的母亲得到及时的诊断，目前大多数医院取消了50克糖筛试验，而直接进行75克糖耐量试验。

2.注意事项

检查的前3天，减少淀粉、糖类的摄入，不吃高油脂食品，多吃蔬菜，以补充维生素和纤维素，多饮水并适度运动，以降低体内的糖分。

高危准妈妈第5次产检仍需要进行糖筛查。如果准妈妈在之前的常规产检中，尿常规结果就显示尿糖含量高，或者被认为是妊娠糖尿病的高危人群，那么准妈妈需要在孕24周前就进行50克糖筛查。即使结果正常，仍需要在孕24～28周再测一次。

与其他筛查项目一样，50克糖筛查不是诊断性检查，它的目的是尽量筛查出可能出现问题的准妈妈，以便进一步做葡萄糖耐量试验确诊。因此，即便准妈妈糖筛查的结果是阳性，也不表示就一定有妊娠糖尿病。事实上，糖筛查阳性的女性中只有大约1/3的人真的有妊娠糖尿病。

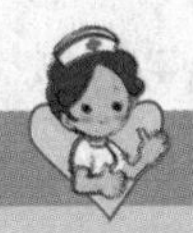

50/克/糖/筛/查

检查结果解读

50克糖筛查高值且葡萄糖耐量试验两项达到或超过标准提示可能为妊娠期糖尿病

妊娠期糖尿病是指怀孕前未患糖尿病，而在怀孕时才出现高血糖的现象。有1%～7%的准妈妈会出现妊娠期糖尿病，它已成了怀孕期间最常见的健康问题之一。

到妊娠中晚期，准妈妈体内抗胰岛素样物质增加，使准妈妈对胰岛素的敏感性下降，为维持正常糖代谢水平，胰岛素需求量必须相应增加。准妈妈如果胰岛素分泌受限，不能正常代偿这一生理变化就会使血糖升高。

一般来说，如果50克糖筛查的测量结果显示血糖值高于11.1毫摩尔/升(200毫克/分升)，大多数医院都会认为准妈妈有糖尿病，不需要再做糖耐量测试了。但是，如果准妈妈的血糖在7.77～11.1毫摩尔/升，(140～200毫克/分升)，那么就需要做糖耐量测试来进一步确诊。需要提醒的是：不同的医院用来衡量糖筛查正常值的标准可能会不一样，有的把界限划在7.22毫摩尔/升（130毫克/分升)，有的划在7.77毫摩尔/升(140毫克/分升)。界限越低，存在假阳性的可能性就越高。但妊娠期糖尿病的诊出率也会相应的提高。

75克葡萄糖耐量的正常值为空腹、服糖后1小时、服糖后2小时分别小于5.0毫摩尔/升、10毫摩尔/升、8.5毫摩尔/升。

如果准妈妈葡萄糖耐量试验结果，任意一点血糖值异常，就会被诊断为妊娠期糖尿病。

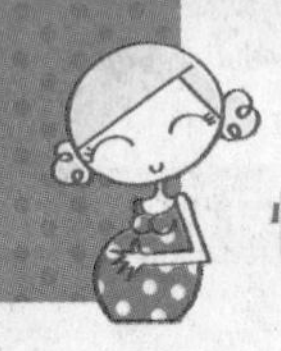

B超检查胎盘（特需人群）

怀孕第7个月，胎盘开始逐渐趋向成熟，建议准妈妈应对胎盘进行一次B超检查，以便尽早发现一些异常问题，并确定胎盘的健康状况。

妊娠中晚期还有可能出现一种严重的妊娠期并发症，就是前置胎盘。其主要症状为：发生无诱因的无痛性反复阴道流血。孕中期若有反复阴道流血的准妈妈，最好进行一次B超检查胎盘，以排除前置胎盘的可能。

B超检查可清楚看到胎先露部、胎盘、子宫壁和宫颈的位置，并根据胎盘边缘与宫颈内口的关系进一步明确前置胎盘的类型。胎盘定位准确率高达95%以上，并可重复检查。

不同的妊娠周数，胎盘的位置会有所变化，所以B超诊断前置胎盘时须注意妊娠周数。妊娠中期胎盘占据宫腔一半的面积。因此，胎盘近宫颈内口或覆盖内口的机会较多，至妊娠晚期胎盘占宫腔的面积减少到1/3或1/4，并且胎盘可随子宫体上移而改变为正常位置胎盘。因此，若妊娠中期B超检查发现胎盘位置低置者，可认定为胎盘前置状态，应定期随访；若妊娠28周后仍然没有改变，至妊娠36周应再做一次前置胎盘的诊断。

此外，B超检查也有助于诊断胎盘剥离。

通过B超检查也能确定胎盘的成熟度，GP为胎盘分级，根据胎盘的成熟度一般分为：0级、Ⅰ级、Ⅱ级和Ⅲ级。这些都代表了胎盘的发育成熟度，Ⅰ级为胎盘成熟的早期阶段，Ⅱ级表示胎盘接近成熟，Ⅲ级则提示胎盘已经成熟。孕28周时B超报告单的胎盘级别多数是0～Ⅰ级；到孕36周左右，胎盘级别可以数是Ⅰ～Ⅱ级；到孕40周左右，胎盘级别数是Ⅱ～Ⅲ级，提示胎儿已经成熟了。

B超检查中的英文简称及具体含义

中文名称	英文名称	定　义	意　义
头臀长	CRI	胎儿头部到臀部的长度	早期(孕13周前)被用来测量预测胎龄，核对孕周
胎囊大小	CS	受精卵发育的早期阶段，在超声上的样子就像一个毛茸茸的小团子	胎囊的大小、位置、形态，可以用来核对孕周，了解胎儿发育情况，确定有无流产可能
双顶径	BPD	头部左右两侧之间最宽部位的长度	早期可以用来预测胎龄，中期后可以推定胎儿体重，判断胎儿是否过大，能否顺利经阴道分娩的客观指标
股骨长径	FL	胎儿的大腿骨的长度。它的正常值与相应怀孕月份的BPD值相差2～3厘米	妊娠20周后，作为预测胎儿大小的指标，检查胎儿发育状况的指标
腹部前后径	APTD	腹部前后间的厚度	在检查胎儿腹部的发育状况以及推定胎儿体重时，需要测量该数据
腹部横径	TTD	腹部的宽度	妊娠20周后作为了解胎儿发育情况进行的检查，也可测量腹部的面积
羊水指数	AFI	孕妇平卧位，经脐横线与腹部正中线为标志点，将腹部分为四部分，测定各象限最大羊水暗区垂直深度相加而得	孕晚期羊水指数的正常值是8～20厘米，小于此范围为羊水过少，超过此范围的则为羊水过多
胎盘分级	GP	为胎盘分级，一般胎盘分为0、Ⅰ、Ⅱ、Ⅲ级，有时还有Ⅲ+级	级别越高，提示胎盘成熟度越高，如妊娠中期就出现Ⅲ级，需警惕胎盘过度老化的可能
脐动脉的收缩压/舒张压	S/D	为胎儿脐动脉收缩压和舒张压的比值，与胎儿供血状况有关	当胎盘功能不良或脐带异常时，此比值会出现异常，正常情况，随孕周增加胎儿收缩压下降，舒张压升高，比值下降，近足月妊娠时S/D小于3

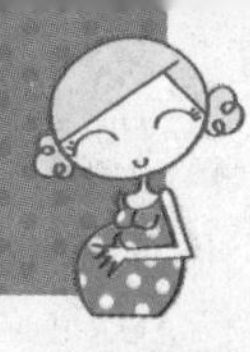

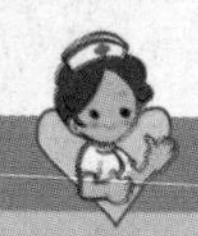

B/超/检/查/胎/盘

检查结果解读

B超检查异常提示可能有胎盘早期剥离

胎盘剥离是指胎盘从子宫壁上脱落下来，可以部分或全部从子宫壁剥离。正常情况下，除非在分娩后，否则胎盘不会从子宫壁上脱落下来。如果在妊娠20周后或分娩期，正常位置的胎宝宝娩出前，胎盘部分或全部从子宫剥离，称为胎盘早期剥离。因为胎宝宝主要依赖于胎盘供血，发生胎盘剥离后，胎宝宝就不能再从附着的胎盘上获得供血，会导致胎宝宝死亡。

胎盘早期剥离时，常发生阴道流血，并伴有腹痛；也可能不出现流血现象，只有腹痛，因此时血液瘀积子宫壁和胎盘间。其他一些症状还有：缺乏胎动、胎宝宝死亡、子宫或腹部触痛、子宫痉挛等。

B超检查异常提示可能存在前置胎盘

胎盘是由胚胎的绒毛和子宫的蜕膜所构成，是母体与胎宝宝间进行物质变换的重要器官。胎盘是胎宝宝在母体内最为忠实且关乎胎宝宝生死攸关的重要器官，胎宝宝的气体交换、消化、吸收、排泄都离不开它。

正常胎盘附着于子宫体部的后壁、前壁或侧壁。若胎盘附着于子宫下段，甚至胎盘下缘达到或覆盖宫颈内口处，其位置低于胎宝宝先露部，称为前置胎盘。

在孕晚期，准妈妈发生无诱因的无痛性反复阴道流血，就要高度警惕前置胎盘。经B超检查可判断是否存在前置胎盘。

胎盘前置分为完全性前置胎盘、边缘性前置胎盘和部分性前置胎盘。一般来说，阴道流血发生时间的早晚、反复发生的次数、出血量的多少与前置胎盘的类型有很大关系。完全性前置胎盘往往初次出血的时间早，可在妊娠28周左右，反复出血的次数频繁、量较多，有时一次大量出血即可使患者陷入休克状态；边缘性前置胎盘初次出血发生较晚，多在妊娠37～40周或临产后，量也较少；部分性前置胎盘初次出血时间和出血量介于上述两者之间。

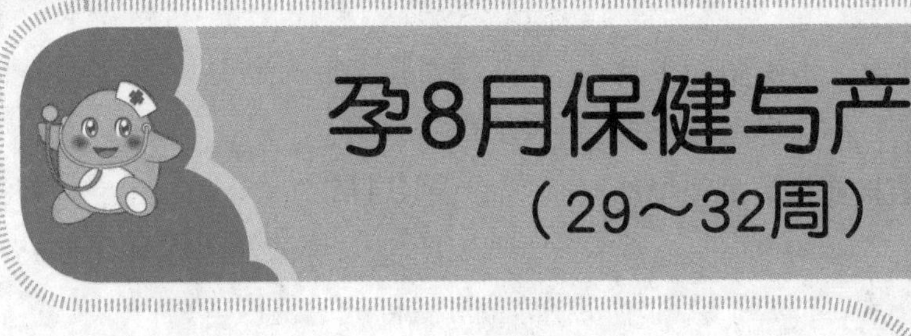

孕8月保健与产检（29～32周）

母体和胎儿变化

母体的变化

•第29周

1.准妈妈的腹部已经相当大了，行动起来也不太方便。

2.随着子宫的增大，腹部、肠、胃、膀胱。受到轻度压迫，准妈妈常感到胃部不适，身体沉重，经常腰背及下肢酸痛等。

3.准妈妈的乳晕、脐部及外阴色素加深，在仰卧时感到不舒服。

•第30周

1.子宫已上升到横膈膜，准妈妈会感到呼吸困难，喘不上气来，吃饭后胃部不适。

2.腹壁皮肤张力加大，使皮肤下的弹力纤维断裂，呈多条紫色或淡红色不规则平行的妊娠纹，准妈妈的面部、外阴等处色素沉着情况更严重。

•第31周

1.准妈妈的体重继续维持一周增加500克的正常状态。

2.受孕激素的影响，准妈妈骨盆、关节、韧带均出现松弛，耻骨联合可呈轻度分离。

3.准妈妈极易出现关节疼痛、腰酸背痛等。

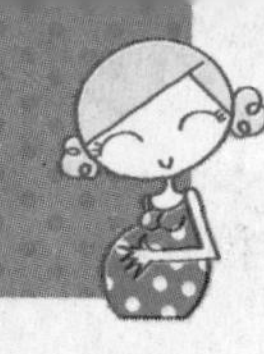

• **第32周**

1.子宫继续增大，将横膈向上挤压，膈肌活动幅度减小，导致胸部容量的扩大，横径增加2厘米，周径增加5~7厘米。

2.妊娠期间气体交换需要量增加，呼吸频率稍增快。

3.鼻黏膜增厚，水肿，故抵抗力稍低，易患感冒。

4.沉重的腹部会让准妈妈感到很疲惫。

胎儿的成长

• **第29周**

1.胎宝宝现在坐高26~27厘米，体重约1300克。

2.胎宝宝大脑发育迅速，头也在继续增大，对外界刺激反应，如光线、声音、味道和气味等更敏感。

• **第30周**

1.胎宝宝身长约44厘米，体重约1500克。

2.胎宝宝的头部在继续增大，大脑和神经系统已经发育到一定的程度。

3.这周胎宝宝的眼睛可以自由开闭，还会出现规律性活动，同时伴随有口唇蠕动。

4.胎宝宝在子宫中被羊水所包围，随着胎宝宝的生长发育，胎动逐渐减少。

• **第31周**

1.胎宝宝身体和四肢继续长大，直到和头部的比例相当。

2.胎宝宝现在看上去更像一个婴儿了。各器官继续发育完善，肺和胃肠接近成熟，胎宝宝可以有呼吸能力，且喝进羊水，经过膀胱排泄在羊水中，这是在为出生后的小便功能进行锻炼。

3.此时，胎动越来越少了。因为胎宝宝越来越大了，活动的空间在减少，手脚不能自由地伸展了。

• **第32周**

1.胎宝宝身长约45厘米，体重约2000克。

2.如果是男性胎宝宝，睾丸可能已经从腹腔进入阴囊，但有的胎宝宝也可能在出生后当天才进入阴囊；如果是女性胎宝宝，大阴唇明显的隆起，左右紧贴，这说明胎宝宝的生殖器发育接近成熟。

3.胎宝宝的其他各器官发育也趋于完善。

母婴保健与重点关注

孕8月母婴保健要点

怀孕第8个月，准妈妈变得大腹便便，身体会重心不稳，眼睛无法看到脚部，特别是在上下楼梯时必须十分小心。

这段时间准妈妈若受到外界过度的刺激会有早产的危险，应该避免剧烈的运动，不宜有压迫腹部的姿势。

准妈妈如果长时间站立，同时胎儿又会压迫下半身，所以很容易造成静脉曲张和小腿抽筋，时常把脚抬高休息，可以缓解这些症状。若出现静脉曲张，可以穿弹性袜来减轻症状。

饮食上，准妈妈依然要注意摄取均衡的营养，尤其是含钙、铁丰富的食物更应多吃。盐分摄取过量，很可能会引起妊娠期高血压，因此必须严加控制。

小腿抽筋

半数以上的准妈妈在孕期会发生小腿抽筋，多发生于怀孕7个多月后。较易发生在熟睡醒来后，或是在长时间坐着、伸“懒腰”伸直双腿时。

1.发生腿部抽筋现象的原因

孕妈妈体重逐渐增加，双腿负担加重，腿部的肌肉常处于疲劳状态。

准妈妈为满足胎宝宝发育，需要较常人更多的钙，尤其在孕中、晚期，更应增加准妈妈钙的摄入量。如果饮食中摄取钙不足，血钙浓度低，当体内缺钙时，肌肉的兴奋性增强，容易发生肌肉痉挛。而此时你的腿部肌肉负担要大于其他部位，因此更容易发生肌肉痉挛。

夜间血钙水平比日间更低，故小腿抽筋常在夜间发作。

2.小腿抽筋的应对措施

抬脚热敷 睡眠时保持下肢温暖，尤其入睡前，不要直接让小腿吹风，并采侧卧姿势，可以减轻症状；不要过度疲劳，避免走路太多或站得太久；休息时可平躺将脚部稍微抬高，脚趾向上伸展，可使小腿后部肌肉舒张，可减轻肿胀、不舒服；常按摩抽筋的脚部肌肉使循环增加以利排除代谢物，并可以搭配热敷，晚上洗澡时，双腿泡热水10分钟，效果会更加显著。

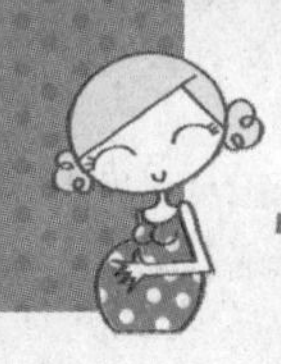

饮食习惯 平时多吃含钙丰富的食物，增加维生素的摄取量(尤其是维生素D)；少吃太咸、腌制食物，以免造成水肿。每天喝数杯新鲜橙汁、石榴汁或番茄汁补充矿物质，这都可以预防抽筋。

抽筋时立刻脚着地 发生抽筋的时候，可下床脚跟着地，或平躺时脚跟抵住墙壁；也可以将脚掌向上弯以抽伸小腿；另外，伸直膝盖，并把脚掌向膝盖的方向翘，向上屈曲，小心地以踝进行绕圈运动，也可减轻症状。

静脉曲张

妊娠期静脉曲张是可以减轻和预防的。除妊娠造成的原因外，主要是孕妇在妊娠期休息不好，特别是那些久坐、久站和负重的孕妇，出现下肢静脉曲张者较多。针对此情况，孕妇应注意：

加强休息 每天夜里保证8个小时的睡眠，中午最好休息1个小时。

选择正确的坐姿 孕妇坐椅子的正确姿势应该是：要深深地正正地坐在椅子上，后背笔直地靠着椅背。两腿股关节和膝关节要呈直角，大腿呈水平状态。坐在椅子边缘上容易滑倒，如果椅子放不稳还有跌倒的危险。坐椅子一定要先检查椅子稳不稳，然后使臀部接触到椅面上，再一点一点向后移动，靠上椅背。孕妇最好坐有椅背的椅子，不要坐无背的方凳，方凳无依靠，危险性大，容易摔倒。坐椅子时间长时，要在脚下放一木台阶，有利于休息。

选择正确的走姿 抬头，伸直脖子，挺直后背，绷紧臀部，使身体重心稍向前移，并能使较大的腹部抬起来，保持全身平衡地向前行走，眼睛既能远眺前方又能平视脚前，这样一步一步踩实了再往前走，既可防止摔跤，又能轻松不累。

减少负重 一些体力活可交由丈夫和家里人干，在单位里不宜从事体力活，可要求调换工作岗位等。

仰卧位综合征

1.什么是仰卧位综合征

在妊娠8个月后，如果准妈妈仰卧的时间太久，则会出现头晕、心慌、发冷、出汗、血压下降呼吸困难等症状，甚至神志不清，这就是仰卧综合征。出现这种现象的原因是在仰卧位的时候，增大的子宫会压迫位于子宫后方的下腔静脉，使回流心脏的血液减少。

2.预防仰卧位综合征

无论是夜晚睡眠，还是白天躺卧，都一定要采取左侧卧位。一旦由于仰卧发生了血压下降，迅速改换体位，即由仰卧改为左侧卧位或半卧位，症状马上就会得到缓解。

纠正胎位不正

若产检表明，妊娠8个月以后仍为臀位，则应查清原因。如无其他原因，可在医生指导下进行自我矫正。

胎位不正的纠正方法如下：

1.胸膝卧位法

胸膝卧位法适用于32周后胎位仍为臀位或横位，无脐带绕颈。

具体做法 准妈妈于饭前、进食后2小时或早晨起床及晚上睡前，先排空尿液，然后松解裤带，双膝稍分开（与肩同宽），俯卧在床上，胸肩贴在床上，头歪向一侧，大腿与小腿呈90° 直角，双手下垂于床两旁或者放在头两侧，形成臀高头低位，以使胎头顶到母体的横膈处，借重心的改变来使胎宝宝由臀位或横位转变为头位。每天做2～3次，每次10～15分钟，一周后进行胎位复查。每次矫正前后都应注意胎动和胎心变化，如发现异常，应及时去医院。

2.艾灸穴位法

艾灸穴位法可配合胸膝卧位法一同做，但要在医生指导下进行。

具体做法 准妈妈采取坐位，脚踩在小凳上，松开腰带，用点燃的艾卷熏至阴穴（双侧脚小趾外缘）。这样，可兴奋大脑的内分泌系统，使雌激素和前列腺素分泌增多，促进子宫活动，从而使胎宝宝转位。每日1次，每次15～20分钟。一周后进行胎位复查。

3.侧卧位法

侧卧位法适宜于横位和枕后位。

具体做法 侧卧时可同时向侧卧方向轻轻抚摸腹壁，每天做2次，每次10～15分钟。经过以上方法矫正仍不能转为头位，需由医生采取外倒转术。若至临产还不能正常就难以自然分娩，要提前住院，由医生选择恰当的分娩方式。

缓解腰背痛

1.出现腰背痛的原因

孕期腰背痛在孕晚期最为常见，主要是因为增大的子宫使得腰部负荷增加，加之腰部和腹部的肌肉松弛，也不能像以往那样支撑内脏，致使腰椎负担加重，这些都使得脊柱的生理曲度后伸过度。这时，准妈妈只要稍微劳累或身体不平衡就会感到腰背痛，而且这种疼痛还会放射到下肢，引起一侧或两侧腿痛。

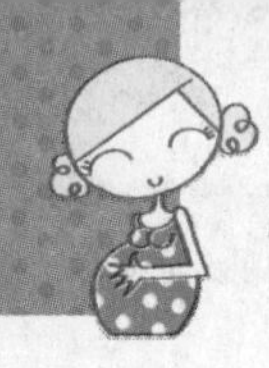

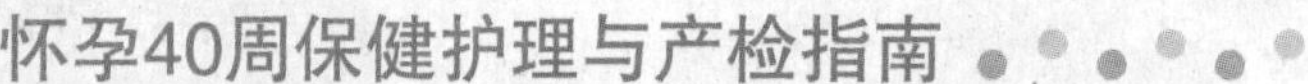

2.在家自我缓解的方法

充分休息。休息时可将枕头、坐垫等柔软的东西垫在膝窝下；睡眠时应睡平坦舒适的床，最好双腿屈曲；避免做经常弯腰的活动或长久站立；穿柔软轻便的低跟鞋。如果注意多摄取钙质也会对减轻腰背痛有利。若是腰痛得厉害，可用热水袋进行热敷。

避免性生活

孕晚期孕妇的腹部突然膨胀起来，腰痛，懒得动弹。此阶段胎儿生长迅速，子宫明显增大，对任何外来刺激都非常敏感。子宫在孕晚期容易收缩，因此要避免给予机械性的强烈刺激。夫妻间应尽可能停止性生活。

尤其是临产前4周或3周时须禁止性交。因为这时胎儿已经成熟。为了迎接胎儿，孕妇的子宫已下降，子宫口逐渐张开。如果这时性交，准妈妈极有可能发生严重感染，感染不但威胁着产妇的安全，还影响着胎儿的安全，可使胎儿早产，而早产儿的抵抗力差，容易感染疾病。即使不早产，胎儿在子宫内也可能受到母亲感染疾病的影响，身心发育也会受到影响。

对于准爸爸来说，目前是应该忍耐的时期，只限于温柔地拥抱和亲吻，禁止具有强烈刺激的行为。

孕晚期“缓”运动

令人期待的时刻越来越近了。随着妊娠月份的增加，肚子逐渐突出，使身体的重心向前移，准妈妈的背部及腰部的肌肉常处在紧张状态。此外，增大的子宫对腰部神经的压迫，也是造成腰背疼痛的原因。

这时候运动的目的是舒展和活动筋骨，以稍慢的体操为主。比如简单的伸展运动：坐在垫子上屈伸双腿；平躺下来，轻轻扭动骨盆等简单动作。这些运动能加强骨盆关节和腰部肌肉的柔软性，既能松弛骨盆和腰部关节，又可以使产道出口肌肉柔软，同时还能锻炼下腹部肌肉。每次做操时间在5～10分钟就可以了。

另外，产前做瑜伽对于分娩时调整呼吸很有帮助，而一些棋类活动能够起到安定心神的作用。

临近预产期的准妈妈，体重增加，身体负担很重，这时候运动一定要注意安全，本着对分娩有利的原则，千万不能过于疲劳。在运动时，控制运动强度很重要：脉搏不要超过120次/分，时间以30～40分钟为宜。不要久站久坐或长时间走路。

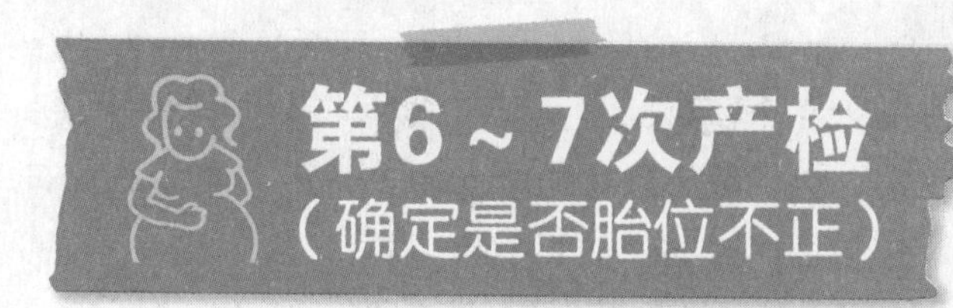

第6～7次产检（确定是否胎位不正）

按照现在国家的标准，孕28周以后，产妇就进入了围产期，从本月开始就进入孕晚期了。常规来说，如果你是一个正常的孕妇，28周以后，你应每两周做一次产检，36周以后就要每周做一次产检，直到分娩为止。

有一些特殊情况，比如说有妊娠期的高血压、糖尿病，或有妊娠期糖代谢减低，这些都需要根据你的情况多做几次检查，甚至医生可能会让你三天就来就诊。还有，多胎妊娠时，有些胎儿会发生两胎之间双胎输血综合症，还可能会出现胎儿水肿等情况，总之孕检时间及次数需根据不同的病情，根据孕周的情况来区别对待。

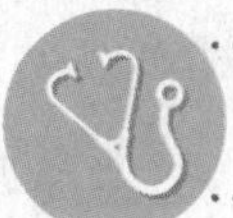

准妈妈的常规检查

常规项目检查

本月进行第6～7次产检。继续进行产前常规检查，包括体格检查，如测量体重、体温、血压和心率等；进行产前常规项目检测，包括血常规、尿常规、测量胎心、监测胎动、测量宫高等，以了解孕8月准妈妈的身体状况和胎宝宝的发育状况，并及时发现孕8月出现的异常情况。

孕晚期是准妈妈最容易产生水肿、脚抽筋、贫血、高血压、糖尿病、蛋白尿、异常出血等各种妊娠并发症。所以，准妈妈要特别重视产前检查，可以根据自身出现的不适，或医生的建议进行一些特殊检查，比如乙肝五项(尤其早期没有检查的准妈妈)、血钙的检查等。对于胎位不正的准妈妈，还可以进一步检查以确定胎宝宝是何种胎位。

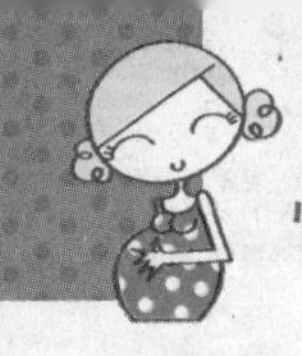

骨盆内测量

准妈妈能否顺利分娩，既与胎宝宝的大小有关，也和准妈妈的骨盆大小有关。

若骨盆形态正常，但径线小，胎宝宝即使正常也可能难产；而当骨盆形态异常，而各径线都足够大时，分娩则不一定困难。

若骨盆大小正常，而胎宝宝过大，胎宝宝与骨盆不相称时，也会发生难产；若胎宝宝较小，即使骨盆小一些，也能顺利分娩。

所以，骨盆大小及其形状对分娩有直接影响，是决定胎宝宝能否经阴道顺利分娩的重要因素。

为了减少因骨盆狭窄对分娩造成的危害，孕晚期准妈妈要进行骨盆内测量，进一步判断能否自然分娩。另外，如果第1次产检时发现骨盆外测量中异常，也应进行骨盆内测量，妊娠28～34周是最适宜做骨盆内测量的时间。

进行骨盆内测量时，医生会把将手指伸入准妈妈的阴道，测量骨盆各个面的宽度。准妈妈可能会有些不适，但一定要放松，配合医生检查时做深呼吸运动，同时放松腹部肌肉，这样测量才会准确。有先兆流产史和早产史的准妈妈可以先做外测量，到临产时再做内测量。

乙肝五项

乙肝五项定量检查可以对乙肝病情进行监测和动态观察疗效，乙肝五项定量检查各项标志物的浓度变化可对乙肝的病程、治疗、预后起一个动态监测的作用，还可以为医生对准妈妈病情治疗效果做出合理的解释提供依据，指导治疗。

乙肝五项又叫乙肝两对半，其检查项目分别是：表面抗原(HBsAg)、表面抗体(抗HBs)、e抗原(HBeAg)、e抗体(抗HBe)、核心抗体(抗HBc)。

检查要求检查时准妈妈不需要空腹。乙肝五项检查是一种化验试验，主要是检测体内的乙肝病毒抗原情况，也就是乙肝病毒及机体的反应情况。乙肝五项检查与代谢没有直接关系，进食并不影响抗原抗体的指标，即不影响检查结果的准确性，所以准妈妈不需要空腹。

贴心提醒 准妈妈如果怀疑或曾经患有乙型肝炎，产前检查时就不仅仅要查乙肝五项，与此同时还要做肝功能检测及B超检查。一般来说，乙肝两对半很少出现很大的变化，要检测是否有病情波动，可以从影像学逐渐看见肝脏的损害程度。

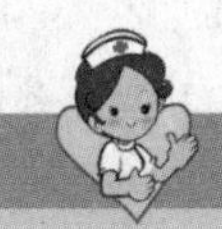

乙/肝/五/项

检查结果解读

肝功能和乙肝五项检查结果异常提示可能为乙肝

乙肝的实验室检查主要包括两个方面：①血液生化检验（肝功能检查）。②病毒标记检测（乙肝五项）。

•肝功能

肝功检查常用的项目有蛋白质代谢功能试验、胆红素代谢功能试验以及血清酶检查。

血清总蛋白（TP）、白蛋白（ALB）、球蛋白（GLO），以及白蛋白和球蛋白的比值测定（A/G），主要反映的是肝脏的合成功能，是反映肝脏功能的重要指标。

血清丙氨酸氨基转移酶（ALT）、门冬氨酸氨基转移酶（AST）主要反映的是肝细胞受损的情况。

胆红素代谢功能试验：直接胆红素（DBIL）、总胆红素（TBIL）主要反映的是肝细胞的代谢功能。

●总蛋白(TP)低值时，可提示：可能为亚急性重型肝炎，且随病情进展相应地加重。

●白蛋白(ALB)低值时，可提示：正常或轻度减少可能为急性轻型肝炎；明显减少可能为重型肝炎，且与疾病严重程度成正比。

●球蛋白(GLO)高值时，可提示：可能为慢性肝炎，肝硬化时升高较明显。

●白蛋白/球蛋白比值(A/G)下降时，可提示：可能为慢性肝炎；肝硬化及重型肝炎时，比值明显下降以致倒置(A/G<1)。

●氨酸丙氨基转移酶(ALT)和天冬氨酸转氨基转移酶(AST)高值时，可提示：可能肝细胞受损。

●总胆红素(T-Bil)、直接胆红素(D-Bil)和间接胆红素(E-Bil)数值异常时，可提示：肝功能可能有问题。

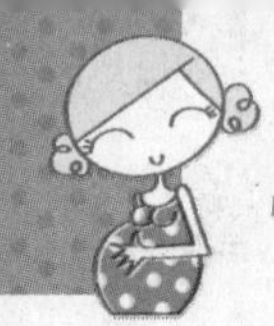

•乙肝五项

乙肝五项指标的意义分别是：

①表面抗原体内是否存在乙肝病毒。

②表面抗体是否有保护性。

③e抗原病毒是否复制及具有传染性。

④e抗体病毒复制是否受到抑制。

⑤核心抗体是否感染过乙肝病毒。

乙肝五项指标可出现不同的阳性组合模式，现将常见的十多种组合模式介绍如下：

临床意义	HBsAg	抗−HBs	HBeAg	抗−HBe	抗−HBc
急性乙肝病毒感染的潜伏期后期	+	−	−	−	−
急性乙肝的早期(传染性强)	+	−	+	−	−
急、慢性乙肝(传染性强，俗称大三阳)	+	−	+	−	+
急、慢性乙肝	+	−	−	−	+
急、慢性乙肝，有一定传染性	+	−	+	+	+
急、慢性乙肝，传染性弱(俗称小三阳)	+	−	−	+	+
乙肝进入恢复期，开始产生免疫力	+	+	−	+	+
急性乙肝感染恢复期，或有既往感染史	−	−	−	+	+
乙肝恢复期，已有免疫力	−	+	−	+	+
接种乙肝疫苗后，或乙肝病毒感染康复，已有免疫力	−	+	−	−	−
急性乙肝病毒感染窗口期，或既往乙肝病毒感染的痕迹	−	−	−	−	+
乙肝恢复，有免疫力	−	+	−		

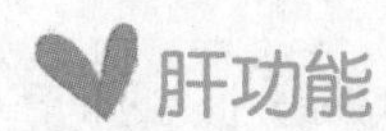

肝功能

孕晚期，除了要注意上文提到过的那些妊娠并发症外，还应重点注意妊娠肝内胆汁淤积症、妊娠病毒性肝炎等，具体做哪项检查，应结合病史和症状听取医生建议，选择一组或其中几项检查，进行重点内容的检查。

• 进行肝功能检查前应注意的事项

肝功能检查的前一天饮食要清淡。油腻的饮食可能会造成氨基转移酶等其他指标的不正常，这样会使检查结果出现误差。

肝功能检查前一天不能喝酒。喝酒会导致氨基转移酶升高，影响检查结果。

肝功能检查前不能进食。肝功能抽血检查要求空腹，空腹时间一般为8～12小时。

在肝功能检查前要注意保证充足的睡眠，不要剧烈运动。这都有可能会造成氨基转移酶升高，从而影响检查结果。

在肝功能检查前要注意不要服用药物。因为有些药物会加重肝脏负担，造成肝功能暂时性损伤，从而影响肝功能检查结果的准确性。

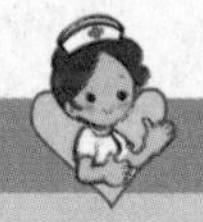

肝/功/能

检查结果解读

肝功能检查异常提示可能有妊娠肝内胆汁淤积症

● 血清总胆红素轻度升高且胆汁酸升高，可提示：可能有妊娠肝内胆汁、淤积症。

● 血清胆汁酸升高(可为正常的10倍，为本病的特异性征象)，可提示：可能有妊娠肝内胆汁淤积症。

● 碱性磷酸酶活性升高，可提示：可能有妊娠肝内胆汁淤积症。

● 氨基转移酶可轻、中度升高，可提示：可能有妊娠肝内胆汁淤积症。

妊娠肝内胆汁淤积症，是妊娠晚期并发症，发病率仅次于病毒性肝炎，约占妊娠期黄疸的1/5。表现为妊娠中晚期出现瘙痒，或瘙痒与黄疸同时共存。分娩后迅速消失。

妊娠肝内胆汁淤积症对准妈妈来说是一种良性疾病，除表现皮肤持续瘙痒不适外，胆汁淤积可妨碍脂肪及脂溶性维生素的吸收，影响准妈妈的营养代谢，从而易引起产后出血。妊娠肝内胆汁淤积症的症状产后迅速消失，生化改变在产后1个月内也可恢复正常。

妊娠肝内胆汁淤积症的危害主要在胎宝宝，因为胎盘组织有胆汁淤积，胎盘血流灌注不足，胎宝宝缺氧，可引起早产、胎宝宝宫内窘迫及不能预测的胎宝宝突然死亡。此外，由于母体脂溶性维生素K吸收减少，影响胎宝宝的凝血功能，阴道分娩时，易发生新生儿颅内出血。如新生儿存活，可遗留神经系统损害。

妊娠胆汁淤积症是只有准妈妈才会发生的特殊病症，每100例准妈妈中有2.3～3.4人发生。皮肤瘙痒是首先出现的症状，大多发生在孕28～32周，但最早在孕12周即可发生。随着孕期的进展，皮肤愈来愈痒，以躯干及下肢为主，严重者可波及全身，夜间尤甚，影响睡眠，瘙痒难忍时抓痕累累。分娩后1～2天瘙痒迅速消失，少数持续1周。瘙痒数周后约有50%孕妇出现黄疸，但仅眼巩膜轻度黄染。部分准妈妈还有食欲减退、腹泻、乏力、腹胀等不适，但不严重。

孕妇一旦患了妊娠肝内胆汁淤积症必须严密观察胎儿情况，勤数胎动，由家属听胎心，发现异常情况及时与医生联系，遵医嘱服用中西药，以确保宝宝安全度过难关。

肝功能检查异常提示可能有妊娠合并病毒性肝炎

- **血清检查中抗HAV-IgM阳性并有消化道症状及黄疸，可提示：可能为甲肝。**
- **血清检查中乙肝五项异常，血清丙氨酸氨基转移酶(ALT)升高并有消化道症状及黄疸，可提示：可能为乙肝。**
- **血清检查中抗-HCV阳性，HCV-RNA阳性，可提示：可能为丙肝。**
- **血清检查中抗HDV-IgM阳性，抗HDV-IgG阳性，可提示：可能为丁肝。**
- **血清检查中HEV-RNA阳性，抗HEV-IgG阳性，抗HEV-IgM阳性，可提示：可能为戊肝。**
- **血清检查一周内血清胆红素升高，凝血酶原时间明显延长，黄疸严重(不同程度肝昏迷或腹水)，可提示：可能妊娠合并重症肝炎。**

病毒性肝炎是由多种肝炎病毒引起的、以肝脏炎症和坏死病变为主的一组传染病。主要通过消化道、血液或体液传播。临床上以疲乏、食欲减退、肝肿大、肝功能异常为主要表现，部分病例出现黄疸，无症状感染常见。

按病原分类，目前已发现的病毒性肝炎可分为甲、乙、丙、丁、戊等主要的类型。其中甲型和戊型主要表现为急性肝炎，乙、丙、丁型主要表现为慢性肝炎并可发展为肝硬化和肝癌。

妊娠合并病毒性肝炎是孕期常见的并发症，也主要包括甲型、乙型、丙型、丁型和戊型，可发生于妊娠的任何时期，以乙肝最为常见，甲型肝炎次之。此病严重威胁准妈妈的生命安全，占准妈妈间接死亡原因的第二位，仅次于妊娠合并心脏病，对母婴的危害较大。

妊娠期合并病毒性肝炎可使准妈妈早孕反应加重，妊娠晚期易患妊娠期高血压综合征；准妈妈分娩时因肝功能受损，凝血因子合成功能减退，产后出血率增加。若为重症肝炎，会出现全身出血倾向，直接威胁母婴的生命。

准妈妈如果患上了妊娠合并病毒性肝炎，胎宝宝畸形发病率及流产、早产、死胎、死产和新生儿死亡率明显增高。此外，肝炎还可以母一婴传播，比如乙肝可经胎盘传播、分娩时经产道接触母血传播、产后经唾液及母乳传播；丙肝也存在母一婴传播，感染后易导致慢性肝炎，最后发展为肝硬化及肝癌，直接危及宝宝的生命。

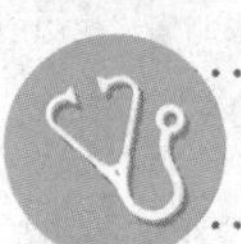

准妈妈的特殊检查

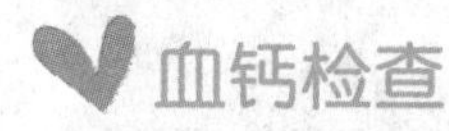

血钙检查

到了妊娠晚期，部分准妈妈会出现腿脚抽筋的现象，这往往是由于孕期准妈妈体内的血钙水平过低造成的。这时就需要通过血钙检查予以确认。此外，由于低血钙可能是引起妊娠期高血压疾病的原因之一，低血钙的测定同时还可以给予低血钙准妈妈补钙治疗，以降低妊娠期高血压疾病的发生率。

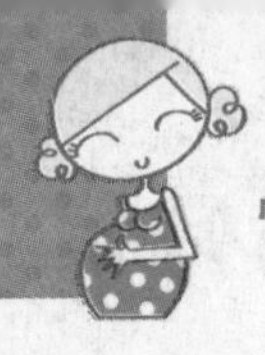

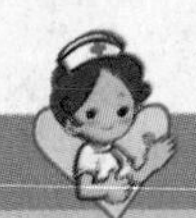

血/钙/检/查

检查结果解读

血钙浓度降低提示可能缺钙

孕期缺钙的主要症状是：缺钙性抽搐、牙齿松动和妊娠期高血压综合征。

缺钙性抽搐是孕期最常见的一种情况。很多准妈妈在怀孕期间会出现腿部痉挛的情况，俗称抽筋，且多在小腿部位。抽筋不是自然生理反应，它的出现提示身体可能存在某些异常。

准妈妈缺钙还容易造成牙釉质发育出现异常，抗龋能力下降，使牙齿的硬组织结构变得疏松不结实。如果准妈妈出现牙齿松动的现象，并且医院化验血钙浓度低于正常值，就说明准妈妈缺钙了。此时应每天口服2片钙片以补充体内钙的需求。

妊娠期高血压的发生也常与准妈妈缺钙相关。如果出现妊娠期高血压的现象，准妈妈就该检查是否是缺钙造成的。

产道检查胎位

怀孕第8个月后准妈妈须要经腹部、阴道检查胎位。特别是在之前的产检中发现胎位不正的准妈妈，更须要检查胎宝宝是否“转正”，以及不正的胎位是何种情况，以预先诊断出胎位不正，及时治疗。医生会结合骨盆内外测量的结果，用双手触诊准妈妈腹部来判断胎宝宝身体的姿势。如果怀疑胎位不正，还要进一步进行B超检查加以确定。

如未转为头位，则应先做好分娩方式选择，提前住院待产，预防分娩时胎位不正及避免因胎位不正造成的严重后果。

估计头盆关系检查头盆是否相称的方法是：准妈妈排空膀胱，仰卧，两腿伸直，检查者将手放在准妈妈的耻骨联合上方，将浮动的胎头向骨盆腔方向推压。若胎头低于耻骨联合平面，表示胎头可以入盆，头盆相称，称为跨耻征阴性；若胎头与耻骨联合在同一平面，表示可疑头盆不称，称为跨耻征可疑阳性；若胎头高于耻骨联合平面，表示头盆明显不称，称为跨耻征阳性。对出现跨耻征阳性的准妈妈，应让其取两腿屈曲半卧位，再次检查胎头跨耻征，若转为阴性，提示为骨盆倾斜度异常，而不是头盆不称。

异常胎位 骨盆入口狭窄往往因头盆不称，临产后胎头仍未入盆；胎位异常如臀先露、肩先露发生率极高；中骨盆狭窄影响已入盆的胎头内旋转，导致持续性枕横位、枕后位等。

腹型测量观察尺测耻骨上子宫长度及腹围；进一步进行B超检查，观察胎先露与骨盆的关系，还可测量胎头双顶径、胸径、腹径、股骨长度，预测胎宝宝体重，判断能否顺利通过骨产道。

臀位的诊断 ——腹部检查子宫呈纵椭圆形，子宫底部可触到圆而硬、按压有浮球感的胎头。耻骨联合上方可触到软、宽而不规则的胎臀。胎心音在脐上方左或右侧听得最清楚。B超检查胎头在肋缘下。耻骨联合上方为臂或为足。

横位的诊断 ——子宫呈横椭圆形，胎头在母体腹部一侧触及，耻骨联合上方较空虚。胎心音在脐周两旁最清楚。B超检查胎头在母体腹部的一侧。

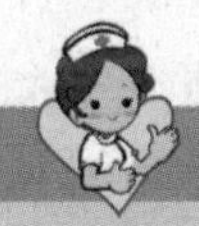

产/道/检/查/胎/位

检查结果解读

产道或B超检查胎位可提示胎位不正

胎位是指胎宝宝先露的指定部位与母体骨盆前、后、左、右的关系。孕8个月时，胎宝宝位置基本固定了，由于头重，一般头部自然朝下，多是头下臀上的姿势。在妊娠25～26周时，约有50%的胎宝宝胎位不正，即胎宝宝的头在上面、脚在下面。但是准妈妈不用紧张，有些胎宝宝会用自己的脚去踢子宫壁，在羊水中慢慢地掉头，变成头在下、臀在上。过了30周以后，大约有90%的胎宝宝的胎位是正常的。

胎宝宝出生前在子宫里的姿势非

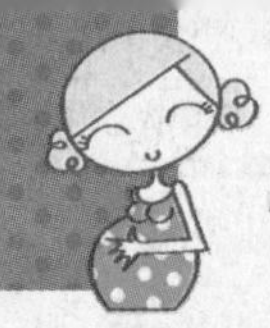

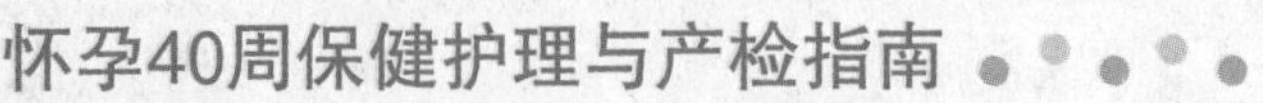

常重要，它关系到准妈妈是顺产还是难产。胎位有以下几种情况：

头位 如果胎宝宝头在下方，臀在上方，就是头先露，这样的胎位叫头位。头位具体分为枕前位、枕后位、颜面位、额位。

臀位 如果胎宝宝头和臀颠倒过来，臀在下，头在上，是臀先露。

横位 当胎宝宝之长轴和母亲之长轴互相垂直，且胎宝宝的肩膀或手为先露部位，称为横位。当胎宝宝小于1500克时或是多胎，特别容易发生横位。横位具体分为胎宝宝臀位接近母亲骨盆，胎宝宝头部接近母亲骨盆。

正常的胎位应该是枕前位，即胎宝宝背朝前胸向后，两手交叉于胸前，两腿盘曲，头俯曲，枕部最低，医学上称枕前位的是正常胎位。只有胎宝宝是枕前位，在分娩时，才能自行完成"儿头回旋"的一系列动作，顺利娩出。不过，有些胎宝宝虽然也是头部朝下，但胎头由俯屈变为仰伸或枕骨在后方，就属于胎位不正了。至于那些分娩时臀部先露(臀位)，或者脚或腿部先露，甚至手臂先露(横位)等，更是胎位不正。

这些不正常的胎位，等于在准妈妈本来就很有限的分娩通道中又设置了障碍，因而容易导致难产。以臀位为例，容易导致胎膜早破，造成脐带脱垂或分娩时的出头困难，从而危及胎宝宝的安全。再如横位，由于分娩时先露部分不能紧贴宫颈，对子宫的压力不均匀，容易导致子宫收缩乏力，致使胎儿宫内窘迫或窒息死亡。

妊娠30周后经产前检查，发现臀位、横位、枕后位、颜面位等就称为胎位不正，其中以臀位为常见。胎位不正如果不纠正，分娩时可造成难产。

一般而言，在妊娠32～34周还是胎位不正，就应该考虑决定采用何种方式生产。

比如，臀位有破水后脐带脱垂可能，分娩过程中有后出头困难的危险，会造成宝宝宫内窒息，甚至死亡。所以臀位就应该决定或者人工外转胎位，或者自然臀位生产，或者直接剖宫产。一般初产准妈妈臀位多做剖宫产；经产妇，胎宝宝较小、骨盆够大者，可考虑阴道分娩。

再比如，横位如未及时处理，会导致脐带脱垂，胎死宫内，甚至有子宫破裂危险。所以，横位应择期做剖宫产。

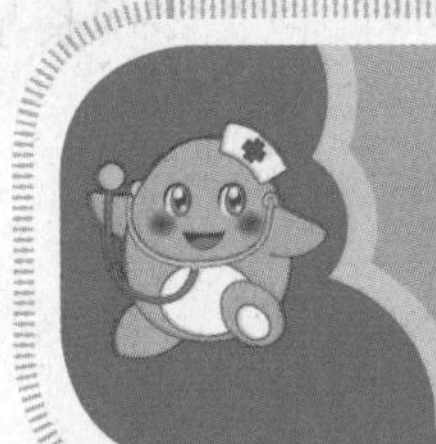

孕9月保健与产检
（33～36周）

母体和胎儿变化

母体的变化

•第33周

1.子宫底已升至心窝正下方，子宫高28～30厘米，胃和心脏受压迫感更为明显，有时感到气喘、呼吸困难，胃饱胀。

2.由于子宫压迫膀胱，排尿次数增加。尿频明显。

3.有的准妈妈会感到有时有轻度子宫收缩。

•第34周

1.子宫底在肚脐上约14厘米处，宫高约34厘米。

2.这时准妈妈觉得盆腔、膀胱、直肠等部位有压迫感，甚至出现“针刺样”的感觉。

3.如果是初产妇，这时候胎宝宝的头部已经降入骨盆，紧紧地压在子宫颈上；而对于经产妇，胎宝宝入盆的时间会较晚些。

4.产妇在此时，手脚、腿等都会出现水肿。

5.由于腹壁变薄，有时在准妈妈的肚皮外面可看到胎宝宝在动。

•第35周

1.子宫底在肚脐上约14厘米处，宫高约35厘米。

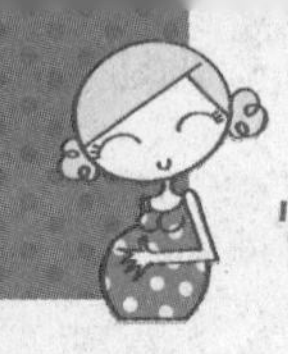

2.子宫壁和腹壁已经变得很薄，可以看到胎宝宝在腹中活动时手脚、肘部在腹部突显的样子。体重比妊娠前增加了10～12.5千克。

3.由于下降到骨盆的胎儿影响肠道的蠕动，准妈妈常会发生便秘和痔疮。还可引起腹股沟疼痛、抽筋，行动更为艰难。

4.临近分娩，准妈妈会出现一些情绪波动，自控能力差，易怒，失眠等。

• 第36周

1.子宫底在肚脐上约14厘米处，宫高约36厘米。

2.准妈妈会感觉身体逐渐沉重，小便频数，阴道分泌物增多，有轻微的子宫收缩。

3.从本周起孕妇的体重不再会大幅增长，乳腺有时会分泌乳汁。

胎儿的成长

• 第33周

1.胎宝宝身长约48厘米，体重约2200克。

2.胎宝宝的头骨很软，每块头骨之间都有空隙，这为宝宝在生产时头部能顺利通过阴道做准备。

3.胎宝宝皮下脂肪较前丰满，周身呈圆形。皮肤的皱纹、毳毛均减少许多。皮肤颜色为淡红色，指甲长至指尖部位。

• 第34周

1.胎宝宝坐高约30厘米，体重约2300克。

2.胎宝宝的各个器官都已经充分发育。

3.胎宝宝也在为分娩做准备了，他（她）的头开始转向下方，头部进入骨盆。

• 第35周

1.胎宝宝身长约50厘米，体重约2500克。

2.此时胎宝宝的神经中枢系统以及消化系统，肺部发育等，都越来越完善了。

3.宝宝越来越胖，子宫的空间显得越来越小，胎儿很难再四处移动。

• 第36周

1.胎宝宝身长51厘米左右，体重约2800克。

2.肾脏发育完毕，肝脏开始清理血液中的废物。脸蛋变得圆润饱满。

3.如果有胎记，那么这种标志在此期已经完全形成了。胎宝宝从本周末起就已经可以称做是足月儿了（37～40周）。

母婴保健与重点关注

孕9月母婴保健要点

怀孕第9个月，准妈妈的体力大减，容易疲倦。为了储备体力准备分娩，准妈妈应保证充分的睡眠和休息。做完家务之后的休息时间也应加长，但不可忽视适度的运动。

此时不可以刺激子宫，应该避免性生活。

准妈妈在进食时应注意不要一次吃太多，以少食多餐为佳，并摄取易消化且营养成分高的食物。

这一阶段，准妈妈要随时做好迎接胎儿的准备，应提前准备好入院用的东西。准备住院之前，要仔细检查分娩用品，避免遗漏任何物品。

脐带绕颈

胎宝宝的健康平安是准妈妈最大的期盼，但是像脐带绕颈、脐带扭转等意外事故，事前毫无征兆，准妈妈应该对这样的情况有所了解。以便早发现早治疗。

在临产时，随着宫缩加紧，下降的胎头将缠绕的脐带拉紧时，才会造成脐带过短的情况，以致不能顺利分娩。这时缠绕周数越多越危险。通过B超检查可在产前看到胎儿是否有脐带绕颈。因此，这时更需要勤听胎心，注意胎动，以便及时采取措施。发现脐带绕颈后，不一定都需要进行剖宫产，只有胎头不下降或胎心有明显异常（胎儿窘迫）时，才考虑是否需要手术。

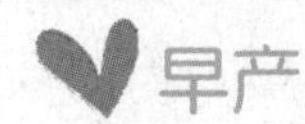

早产

1.什么是早产

早产是指在满28孕周至37孕周之间（196～258天）的分娩。文献报道早产占分娩数的5%～15%。在此期间出生的体重在2500克以下，头围在33厘米以下，其器官功能和适应能力较足月儿差者称为早产儿。

国内早产儿死亡率为12.7%～20.8%，国外则胎龄越小、体重越低，死亡率越高。死亡原因主要是围生期 室息、颅内出血、畸形。早产儿即使存活，亦多有神经智力发育缺陷。

中国早产占分娩总数的5%～15%，约15%的早产儿会在新生儿期死亡，

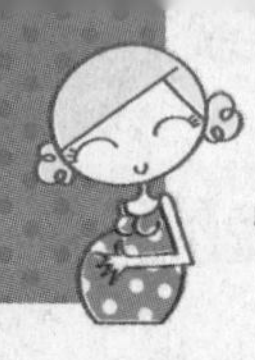

近年来由于早产儿治疗学及监护手段的进步，其生存率明显提高，伤残率下降。

国外学者建议将早产定义事件上限提前到妊娠20周。防止早产是降低围生儿死亡率和提高新生儿素质的主要措施之一。

2.早产的临床表现

如果你在孕中期、孕晚期(37周以前)出现以下任何症状，要立即到医院就诊：

（1）阴道分泌物增多，或分泌物性状发生改变，性状改变指分泌物变成水样、粘液状或带血色（即使仅仅是粉红色或淡淡的血迹）。

（2）出现阴道流血或点滴出血。

（3）腹部疼痛，类似月经期样的痛，或者1小时内宫缩超过4次（即使是宫缩时没有疼痛的感觉）。

（4）盆底部位有逐渐增加的压迫感（你的宝宝向下压迫的感觉）。

（5）腰背部疼痛，特别是在你以前没有腰背部疼痛史的情况下。

3.早产先兆的应对方法

一旦发现早产先兆，先放松心情（如深呼吸、听音乐）、卧床观察与休息（最好左侧卧）、补充水分，或打电话到医院询问。

若有见红及破水现象，应立刻到医院就医。

若使用以上方法经过半小时都无法改善的话，应立刻到附近设有“新生儿加护病房”的医院就诊（因为若早产儿出生后再转院，会错过急救黄金时间），以便及早提供最完善的检查、确定治疗方向及必要的处理，缓解早产危机。

4.预防早产

早产是新生儿出生后最常见的死亡及致病原因之一，准妈妈应注意下列事项，增强母子健康，预防早产：

（1）早进行产前检查，找出自己的危险因子，评估营养、身体和心理状况，以及过去的生产史。

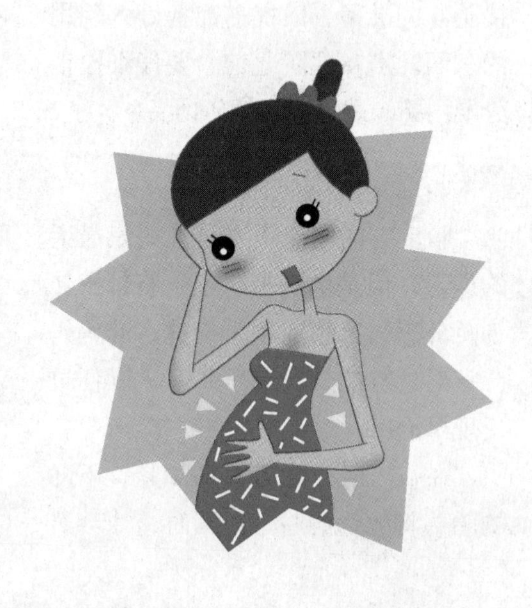

（2）补充钙、镁、维生素C、维生素E等营养素。深海鱼油中含有亚油酸，可以调节免疫功能，预防早产，同时还能大大降低新生儿将来患多动儿症的几率。

（3）充分休息，减少压力。

（4）如果出现下腹不适、分泌物大量增加、膀胱不适、尿频及阴道点状出血或出血等症状，应尽早就医。

（5）注意宫缩情况，如果出现不规则收缩增加或疼痛逐渐规则的情形，就应就医。

（6）若患有生殖道感染疾病，应该及时请医生诊治。

（7）孕晚期最好不要进行长途旅行，避免路途颠簸劳累。

（8）不要到人多拥挤的地方去，以免碰到腹部。

（9）走路时，特别是上、下台阶时，一定要注意一步一步地走稳。

（10）不要长时间持续站立或下蹲。

（11）孕晚期须禁止性生活。

（12）妊娠期间孕妇要注意改善生活环境，减轻劳动强度，增加休息时间。

（13）孕妇心理压力越大，早产发生率越高，特别是紧张、焦虑和抑郁与早产关系密切。因此，孕妇要保持心境平和，消除紧张情绪，避免不良精神刺激。

（14）要摄取合理充分的营养。

（15）孕晚期应多卧床休息，并采取左侧卧位，减少宫腔向宫颈口的压力。

预防痔疮

怀孕期间，准妈妈痔疮的发病率高达60%，一般发生在孕晚期，主要是因为膨大的子宫直接压迫在直肠上，妨碍了直肠内的痔静脉丛血液回流，造成此处血液淤积，从而形成痔疮。

孕期准妈妈发生痔疮进行治疗是非常有必要的，但对于准妈妈痔疮的治疗，需要考虑到药物对胎宝宝的影响，或者孕晚期是否会引发早产等，因此只能先进行保守疗法，所以准妈妈还是要以预防为主。

（1）防止和积极治疗便秘，保持排便通畅，以减轻直肠静脉丛的淤血情况。如每天早上先喝一杯温开水，再吃早餐，加强直立反射和胃结肠反射，以促进排便；有排便感时不要忍着，如果大便干结难以排出，可以喝些蜂蜜、麻油以及液体石蜡等，由此避免血管破裂出血而导致的剧痛和便血发生，以及形成痔疮。

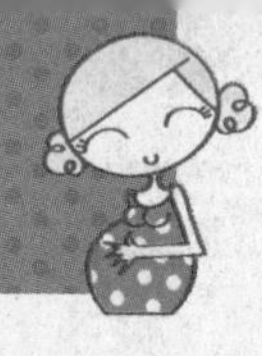

（2）如果出现了便秘的情况，不能使用番泻叶、大黄等泻药，以免引发流产。

（3）少吃辛辣刺激性食物。除了保证丰富的营养外，多吃含纤维素的蔬菜、水果和粗粮，还要注意少量多次的喝水。

（4）形成痔疮时，要多卧床休息，不要久坐、久站；适当出去散散步，做力所能及的运动。

（5）每天用温热的1：5000的高锰酸钾溶液进行清洗，也可每天用温水或野艾煎水熏洗肛门。熏洗后外涂痔疮膏，或在肛门内塞入痔疮锭，可以消炎、止痛、止血。

（6）经常做“提肛运动”，可以改善盆腔的血液循环，增加痔静脉丛血液的回流，从而减轻淤血，使痔疮自愈。方法是：做忍便的动作，将肛门括约肌往上提，同时吸气内收肚脐；然后放松肛门括约肌，呼气，一切复原。如此反复，每次做15～30次，每天早晚各做一次。早上最好在起床前躺着开始做，这样容易促使产生便意。

需要提前入院的情况

（1）高危孕妇一般要在预产期前2周提前入院，等待分娩，以便医生检查和采取措施。

（2）妊娠期间出现了某些异常现象，如妊娠期高血压疾病、羊水过多、羊水过少、前置胎盘、胎位不正（臀位、横位）等。

（3）妊娠合并内科疾病，如心脏病、肝、肾疾患等等。

（4）过去有不良生育史，如流产3次以上，早产、死胎、死产、新生儿死亡或畸形儿史等。

（5）还有其他的特殊情况，如高龄初产、身材矮小、骨盆狭窄等。

准备好入院待产包

分娩前就要将产后住院所需要的物品作好全面、充分的准备，免得到时候手忙脚乱。

入院待产
（待产包一览表）

证件	准备好你和妻子的身份证、户口本，妻子的保健手册、病历本等
现金	办住院手续时需要用的钱款
卫生巾	日用、夜用多准备几包，要勤更换
衣物	2～3套睡衣，方便更换；拖鞋1双；舒适的帽子1顶；防止乳汁渗漏乳垫2副；哺乳胸罩2个；一次性纸内裤1包
洗漱用品	牙刷、牙膏、毛巾、脸盆等。毛巾至少3条，洗脸、擦身、洗下身各1条；脸盆至少2个，洗脸、擦身各1个
日用品	饮水杯、饭盒等
食物	待产有时是漫长的，要准备些食物补充能量，可准备巧克力、果汁（配上弯曲的吸管，可以方便喝水）
宝宝用品	小衣服、被子、小毛巾、纸尿裤、湿纸巾
哺乳用品	吸奶器、宝宝专用电暖水壶
其他	准爸爸自己的必需物品。还可以准备好相机，拍摄宝宝出生后的珍贵照片

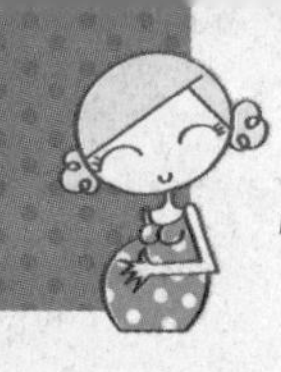

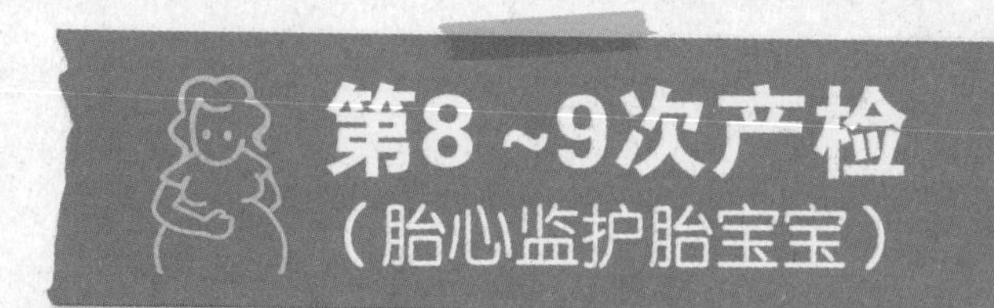

第8~9次产检
（胎心监护胎宝宝）

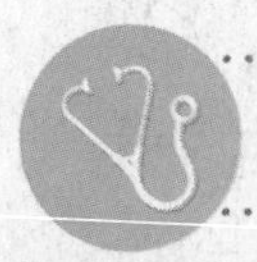

准妈妈的常规检查

常规项目检查

孕9月准妈妈同样需要每2周月进行一次产检，即这个月进行第8～9次产检。继续进行产前常规检查，包括体格检查，如测量体重、体温、血压和心率等；进行产前常规项目检测，包括血常规、尿常规、胎心测量等，以了解孕9月准妈妈的身体状况和胎宝宝的发育状况，并及时发现孕9月出现的异常情况。

怀孕第9个月，随着胎宝宝的不断长大，准妈妈的身体负担应该变得非常重了，还会出现一些意想不到的状况，比如便秘、痔疮等，产前检查也就需要更加细致了。另外，本月准妈妈的心脏负担会达到一个高峰时期，需要做一次心电图检查。

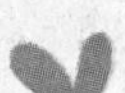

心电图检查

孕期心脏的负担会经历两个高峰时期，第一个高峰是妊娠32～34周，第二个高峰是分娩时，所以第一个高峰时要做一下心电图，看看心脏负担情况。

心电图是反映心脏兴奋的电活动过程，心电图检查对心脏基本功能及其病因分析具有重要的意义。心电图检查可以分析与鉴别各种心律失常；对心肌梗死的诊断有很高的准确性；还可以帮助诊断心肌炎、心肌病、冠状动脉供血不足和心包炎等。

由于胎宝宝的存在，胎盘供血量增加，导致全身循环血量、心排出量增加，实际上加重了准妈妈的心脏负担。如果心脏储备不足，很有可能出现心动过速和心律不齐。特别随着孕期进展，准妈妈肚子越来越大，需要的能量和营养也就越多，对心脏功能要求也就越高。所以在孕晚期，医生往往建议准妈妈做一次心电图检查，其目的是为了了解准妈妈的心脏功能，确定是否存在异常，及时发现并预防妊娠并发症。

如果准妈妈心电图确实出现了比较严重的问题，比如房性早搏、室性早搏、房室传导阻滞等，就需要进一步做24小时动态心电图的检查。

动态心电图是长时间（24小时或以上）连续记录动态心脏活动的方法。它能充分反映受检查者在活动、睡眠状态下心脏出现的症状和变化。这种心电图检查主要针对一过性心律失常和心肌缺血，对心律失常能定性、定量诊断并能了解心脏储备能力。

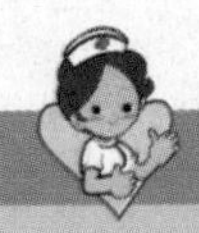

心/电/图/检/查 检查结果解读

心脏听诊发现舒张期杂音，Ⅲ级或Ⅲ级以上收缩期杂音且粗而时长；常规心电图检查显示持续反复的心律失常如心房颤动或扑动、高度房室传导阻滞、室性快速性心律失常等提示可能为妊娠合并心脏病

妊娠合并心脏病，以先天性心脏病、风湿性心脏病最为常见，占80%左右，尤以二尖瓣狭窄最为多见，是严重的妊娠并发症，在中国孕产妇死亡原因顺位中占第二位。

妊娠合并心脏病的准妈妈从怀孕开始至分娩后数周内，循环系统可发生一系列复杂变化。比如：孕期心跳速度比未怀孕妇女要快，在近足月时每分钟可增加10次左右；血容量于妊娠第6～10周开始增加，至第32～34周达最高峰，较未妊娠时增长30%～50%，易形成生理性贫血；大多数准妈妈的小腿及脚踝处会发生水

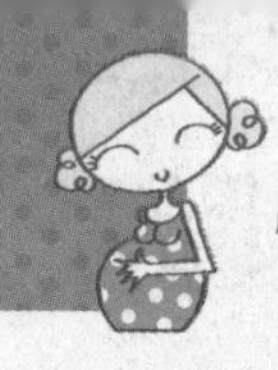

肿；而到了孕晚期，由于子宫明显增大，致横膈抬高，心脏呈横位，血管扭曲，右心室压力升高，加重了心脏的负担。

如果合并心脏病的准妈妈病情较轻、代偿功能良好，对胎宝宝影响不大；如准妈妈已患有心脏病而心脏功能有所减退时，则此额外负担可能造成心脏功能的进一步减退，会引起发生心力衰竭、流产、早产，或致胎宝宝宫内发育不良、死产，威胁母婴生命。

● 心电图检查注意事项：

1.不要空腹做检查。以免出现低血糖，使心跳加快，影响检查结果。

2.禁止在检查前做剧烈运动。检查前最好休息一会儿，等平静下来再做；检查时情绪保持稳定，取平卧位，全身肌肉放松，且应保持固定的姿势，否则会产生干扰，影响心电图的清晰度。

3.最好穿一些容易解脱的衣服，夏天不要穿连衣裙。丝袜和裤袜可能造成导电不良，检查前应先脱掉。金属物品，如手表、皮带扣、拉链等会干扰检查，要提前取下。

4.过去做过心电图，而且有异常问题的准妈妈，应把以往报告或记录交给医生以辅助诊断。

肛肠外科检查

孕期准妈妈痔疮发生率高达76%，特别是在孕晚期比较易发，所以，孕晚期产检，有症状的准妈妈要进行肛肠检查，以确定是否有痔疮。

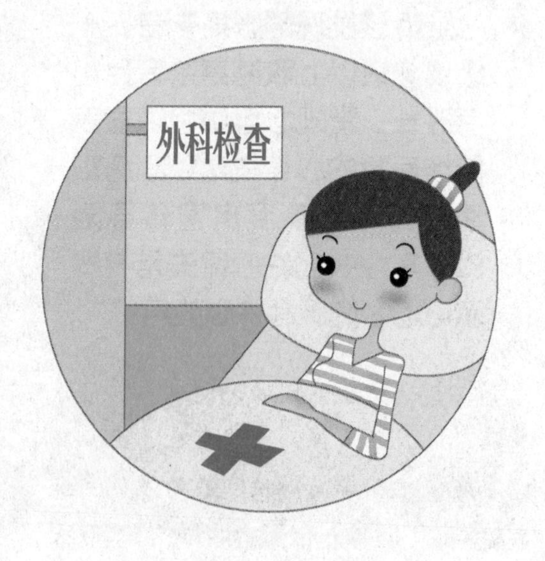

痔疮的检查在肛肠科进行，做直肠指诊一般即可明确有无痔疮、痔疮的类型、痔疮的严重程度等。如果没有特别情况，建议准妈妈不要采用肛肠镜检查，以免刺激和影响到胎宝宝。

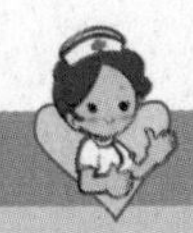

肛/肠/外/科/检/查

检查结果解读

外科检查肛门可提示痔疮

痔疮通常出现在妊娠的第28～36周，特别是分娩前1周会有便秘出现，造成局部静脉曲张而形成痔。对准妈妈来说痔疮是绝对的常见病，十人九痔，这句话对准妈妈来说有过之而无不及。

在怀孕期间，为了保证胎宝宝的营养供应，准妈妈盆腔内动脉血流量增多；随着胎宝宝发育，子宫日益增大，又会压迫盆腔，使痔静脉内的血液回流受到阻碍；加上准妈妈常有排便费力或便秘的情况，使直肠下端及肛门的痔静脉丛血液淤积，即可诱发痔疮或使其加重。

痔疮的症状有便血、痔块脱出、肛门瘙痒、坠痛，其中便血发生在排便过程中或便后，血色鲜红，血与粪便不混合；而若长期便血将会导致贫血的发生。

准妈妈痔疮如果长时间得不到改善，便会引起不同程度的贫血，从而影响胎宝宝的正常发育。同时，排便不顺畅除了容易引发痔疮外，也致使人体垃圾滞留在肠管内，时间长了体内代谢物中的水分被蒸发掉，就更难排出体外。同时还会散播出一些毒素，原本应该排泄的代谢产物又被人体吸收，因而会导致中毒。这对准妈妈和胎宝宝都会造成不小的危害。

外科检查可提示静脉曲张

妊娠晚期，跟便秘、痔疮同样容易发生的就是静脉曲张。

有些准妈妈由于体质的原因，下肢大静脉、骨盆部分的静脉受到子宫的压迫，因此外阴部、膝盖内侧、脚踝、足底等处的静脉部分会浮现出青色的肿块，这就是静脉曲张。阴道和外阴部的静脉曲张有时会伴有疼痛，在分娩时还有可能引起大出血。

静脉曲张产生的原因和痔一样：妊娠后变大的子宫使血管受到压迫，血液循环不良，加上黄体激素的增加，使原本紧张的静脉松弛，致使静脉曲张的产生。

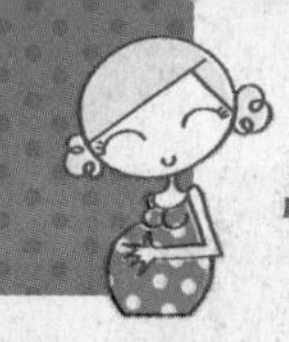

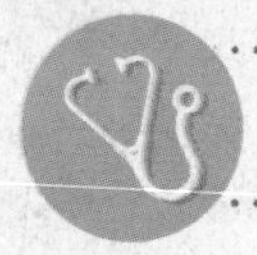

准妈妈的特殊检查

高危妊娠者需做胎心电子监测

到了妊娠第9月，准妈妈需要进行胎心电子监测。胎心电子监测是指通过电子胎心监护仪来检测胎儿心率的动态变化，并了解胎心与胎动及宫缩间的关系，从而为医生提供判断胎宝宝宫内是否缺氧以及胎盘的功能的依据。正常情况下，20分钟内应该有3次以上的胎动，胎动后的胎心率会增加到15次/分以上。

胎心电子监测一般在妊娠33～34周以后进行。

建议孕36周后每周进行一次胎心监护，高危准妈妈应该每周进行2次正常胎心监护。

B超检查脐带(特需人群)

脐带是从胚胎的体蒂发育而来的，是一条索状物，胚胎通过它悬浮于羊水中。它是连接母体和胚胎的枢纽。脐带的一端连接于胎宝宝腹壁的脐轮(就是以后的肚脐)，另一端附着于胎盘。如果把胎盘比作一把雨伞的话，脐带就是伞把。

胎宝宝通过脐带和胎盘与母体连接，进行营养和代谢物质的交换。脐带如果受压，血液将被阻断，可危及胎宝宝的生命。在产前，脐带发生的主要问题是扭转、打结甚至缠绕。因此，产前进行一次B超检查脐带是非常必要的。以了解有无脐带绕颈，但鉴于目前的超声诊断手段，脐带打结、过度扭转或对胎儿身体的缠绕等在孕期是很难发现的。

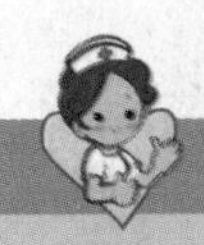

B/超/检/查/脐/带

检查结果解读

B超检查可提示脐带绕颈

脐带的表面被羊膜所遮盖，呈灰白色和螺旋状扭曲，里面有1条脐静脉和2条脐动脉。足月妊娠时，脐带长45～55厘米，直径1.5～2厘米，大多数为50厘米左右。1条脐静脉和2条脐动脉呈“品”字形排列，表面被覆羊膜，中间有胶状结缔组织充填，保护着血管。

脐带将胎宝宝排泄的代谢废物和二氧化碳等输送到胎盘，由准妈妈帮助处理。这是由脐动脉完成的，也就是说，脐动脉中流的是胎宝宝的静脉血。

脐带从准妈妈那里获取氧气和营养物质供给胎宝宝。这是由脐静脉完成输送的。也就是说，脐静脉中流的是胎宝宝的动脉血。

脐带是胎宝宝与准妈妈之间的通道，如果脐带受压，致使血流受阻，胎宝宝的生命就会受到威胁，所以说脐带是胎宝宝的生命线。

因脐带本身有代偿性伸展，不拉紧至一定程度不会发生临床症状，所以对胎宝宝的危害不大。但脐带绕颈后，相对来说脐带就变短了，如果胎宝宝在子宫内翻身或做大幅度运动时，可能会引起脐带过短的现象，导致胎宝宝缺氧窒息。另外，脐带绕颈对胎宝宝的影响与脐带本身的长短、绕颈的圈数及缠绕的松紧程度等诸多因素有关，其危险性需要医生根据检查时的具体情况来判定。

脐带绕颈是通过B超发现的，有时脐带挡在胎宝宝的颈部，并没有缠绕到胎宝宝的颈部，但B超可以显示出脐带绕颈的影像。所以，当发现脐带绕颈时，应该去医院复查，排除假性脐带绕颈。

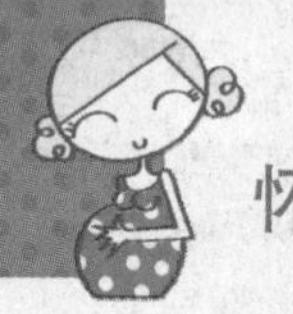

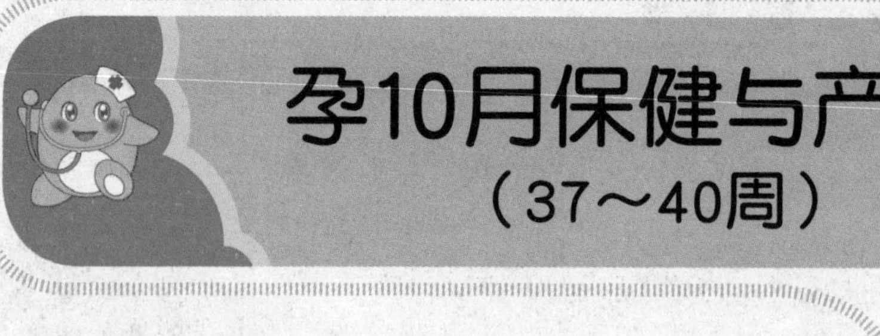

孕10月保健与产检（37～40周）

母体和胎儿变化

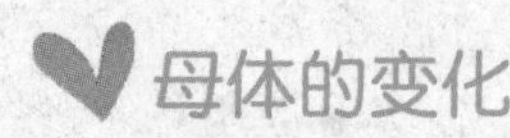

母体的变化

•第37周

1.宝宝在妈妈腹部的位置在逐渐下降，准妈妈会感到下腹部坠胀。

2.准妈妈前一阵子的呼吸困难和胃部不适等症状现在开始缓解。

3.随着体重的增加，准妈妈的行动越来越不方便，甚至会时时有宝宝要出来的感觉。另外，有的准妈妈还会经常有尿意，阴道分泌物也增多。

4.子宫有可能还会出现收缩的现象。

•第38周

1.准妈妈此期心情紧张、烦躁、焦急。

2.身体会越来越感到沉重。

3.由于胎头下降，孕妇的胃部压迫感减轻，食欲好转。

4.如果此周临产，还会有产前的一些症状。

•第39周

1.随着胎头的下降，孕妇的尿频、便频症状又加剧了。

2.体重、宫高等也都基本稳定。

3.子宫和阴道变得更加柔软，阴道分泌物更加增多。一般情况下，分泌物是白色的。一旦出现茶色或红色分泌物，就意味着要分娩了。

• **第40周**

1.子宫底又回到第8月末的高度，但子宫较8月末时宽（腹围亦变大）。

2.胎宝宝多半已入骨盆。胃部的压迫减轻，饭量有所增加。

3.下降的子宫压迫了膀胱，会越来越感到尿频，一旦出现“宫缩”、“见红”、“破水”等情况时，要迅速赶往医院分娩。

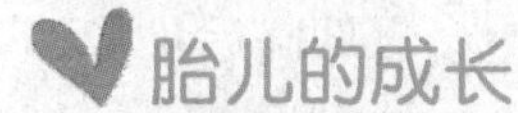

胎儿的成长

• **第37周**

1.身长51厘米左右，体重约3000克。

2.本周胎宝宝的头已经完全入盆。

3.大部分的胎毛已褪去。头发不再仅仅是后脑上稀少的几缕，而是长成了浓密的头发。

4.免疫系统也正在迅速发育，以便出生后对自我进行保护。

• **第38周**

1.身长52厘米左右，体重约3200克。

2.此时胎宝宝的头已经完全入盆，会腾出更多的地方长他（她）的小屁股、小胳膊、小腿。

3.胎宝宝身上覆盖的一层细细的绒毛和大部分白色的胎脂逐渐脱落，胎宝宝的皮肤开始变得光滑。

4.肠道中，积存着墨绿色的胎便，在他（她）出生后1～2天内将会排出体外。

• **第39周**

1.胎宝宝已经属于足月儿了，随着营养的给予，宝宝的体重越来越重，有的宝宝出生时体重可达到4000克以上。

2.胎宝宝此时身体各器官都发育完成，在本周的活动越来越少了，因为胎宝宝的头部已经固定在骨盆中。

3.随着头部的下降，宝宝便会来到这个世界上。

• **第40周**

1.在这1周之内，宝宝发育完成，所有身体功能均达到了娩出的标准。

2.此时的羊水会由原来的清澈透明变得浑浊，同时胎盘功能也开始退化，到胎宝宝出生后，胎盘即完成了自己的使命。

母婴保健与重点关注

孕10月母婴保健要点

怀孕第10个月，因为随时都有可能破水、阵痛而分娩，准妈妈应该避免独自外出、出远门或长时间在外。如果没有特殊的事情，准妈妈最好留在家里待产。

此时，准妈妈适当的运动仍是不可缺少的，但不可过度，以免消耗太多的精力面妨碍分娩，营养、睡眠和休息也必须充足。

准妈妈要坚持保持身体清洁，内衣裤应时常更换。若发生破水或出血等分娩征兆，就不能再行入浴，所以在此之前最好每天勤于淋浴。

过期妊娠

准确地说，从受孕到胎宝宝分娩出世，平均应是280天。有的胎宝宝在母腹中已超过280天，仍然没有任何降生的征兆，有8%～10%的准妈妈妊娠超过预产期14天而不生产，称为过期妊娠。过期后出生的胎儿，称为过期儿。

过期妊娠，最大的是问题是胎盘的功能会随着过期而老化，也就是说超过的时间愈久，胎盘老化的可能性愈大。对于妊娠已到期、尚未生产的准妈妈，应坚持自已监测胎动次数。准妈妈如果已经超过预产期2周还未生产，首先要再次核实末次月经日期，弄清月经是否有规律、早孕反应及胎动开始时间，以及检查子宫增大的记录，以确定是否是过期妊娠。有的准妈妈逾期不产，是因为月经周期延长，这时就要将生产日期向后推算，千万不可因判断失误而导致早产。

当然，由于人们生活条件越来越优越，很多准妈妈在孕期比较注重养胎，造成逾期不生产的情况也开始增多。为了防止“瓜熟蒂不落”的现象发生，专家主张，准妈妈在怀孕期间既要注意休息，注重营养，又要注意活动，切不可过分养胎。尤其到了孕晚期，要多散散步，坚持活动，缓解胎盘老化，有利于“瓜熟蒂落”。

尿频、尿失禁

妊娠的最后一个月，胎头在这时已经入盆，并因此压迫到膀胱；增大的子宫也会压迫到膀胱。膀胱在挤压下，储尿量明显减少，结果就是你排尿次数明显增多，大约1～2小时排尿一次，甚至更短。这种现象就叫孕晚期的尿频现象。

孕晚期尿频是正常的生理现象。在尿频的时候，你千万不要憋着，应立即去卫生间。如果你发生尿频的同时伴有尿急、尿痛、尿液浑浊则是异常现象，应及时请医生检查。

除了排尿次数增多，还有些人可能会由于盆底肌肉呈托力差而出现压力性尿失禁。压力性尿失禁也是孕晚期一个正常且常见的生理现象，如果你有大笑、咳嗽或打喷嚏等增大腹压的活动则更是不可避免地会发生压力性尿失禁。

•如何避免发生尴尬的尿失禁

（1）使用卫生巾或卫生护垫，避免关键时刻出现尴尬情形。

（2）常做骨盆放松练习，这有助于预防压力性尿失禁。做骨盆放松练习前应咨询医生，如果你有早产征兆，就不要做了。具体动作如下：四肢跪下呈爬行动作，背部伸直，收缩臀部肌肉，将骨盆推向腹部，弓起背，持续几秒钟后放松。

自然分娩的优缺点

瓜熟蒂落，这是一个自然法则，自然分娩是女性怀孕之后再自然不过的事情了。但是不少准妈妈对于自然分娩的优缺点还无法衡量。专家指出：自然分娩的优点在于恢复快，对胎儿有很大的好处，缺点就是会导致阴道松弛。

•自然分娩的优点

（1）分娩的过程中子宫有规律的收缩能使胎儿肺脏得到锻炼，肺泡扩张促进胎儿肺成熟，小儿生后很少发生肺透明膜病。

（2）经阴道分娩时，胎头受子宫收缩和产道挤压，头部充血可提高脑部呼吸中枢的兴奋性，有利于新生儿出生后迅速建立正常呼吸。

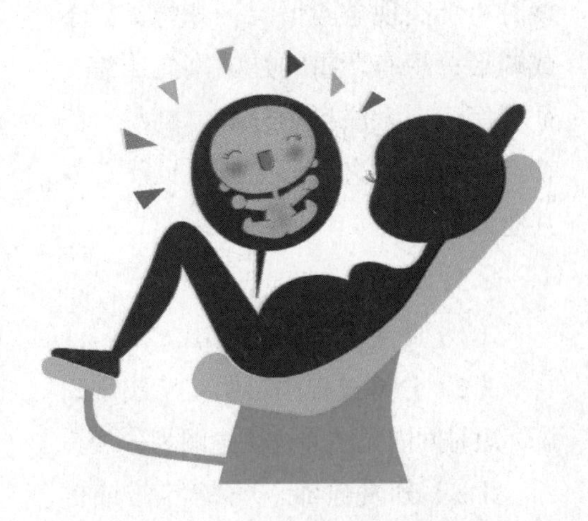

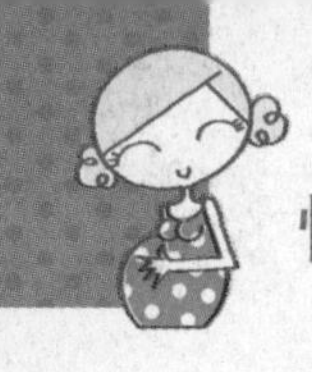

（3）分娩时腹部的阵痛使孕妇大脑中产生内啡肽，这是一种比吗啡作用更强的化学物质，可给产妇带来强烈的欢快感。另外产妇的垂体还会分泌一种叫催产素的激素，这种激素不但能促进产程的进展，还能促进母亲产后乳汁的分泌，甚至在促进母儿感情中也起到一定的作用。

必须实施剖宫产的情况

1.分娩前

（1）胎宝宝过大造成头盆不称，产妇的骨盆口无法容纳胎头。

（2）超过预产期2周仍未分娩。

（3）胎位异常，如胎宝宝臀位、横位。

（4）胎盘早剥或前置、脐带脱垂。

（5）准妈妈的健康状况不佳。分娩时可能出现危险情况，如骨盆狭窄或畸形；患有严重的妊娠高血压综合征等疾病，无法自然分娩，高龄产妇初产、有过多次流产史或不良产史及其他因素。

2.分娩时

（1）胎宝宝的腿先娩出。

（2）分娩过程中，胎宝宝出现缺氧，短时间内无法通过阴道顺利分娩。

（3）分娩停滞。宫缩异常或停止，又无法用宫缩药物排除。

（4）下降停滞。胎宝宝的头部或臀部没有进入产道。

（5）胎宝宝窘迫。临产时胎宝宝心音发生病态改变，或血液化验显示过度酸化，胎宝宝严重缺氧。无法以自然方法进行快速分娩。

剖宫产的术前准备

术前检查包括测量体温、脉搏、呼吸、血压，向医生提供既往病史，同时医护人员将进一步确认准妈妈的血型、肝功能和各项免疫指标。

术前饮食准妈妈在手术前一天，晚餐要以清淡为主，适量进食。午夜12时以后不要再吃东西，以保证肠道清洁，减少肠道胀气，同时也可以减少手术中发生呕吐的情况。

配合护士手术前准妈妈要取下所有身上的饰品，包括假牙、隐形眼镜等。护士在备血、备皮、插尿管时一定要放松。

剖宫产腹壁皮肤的切口有竖切口和横切口2种，一般都在10厘米左右。有些人认为横切口美观，就要求医生采取腹部横切口。其实，在胎位异常和一些紧急情况下，竖切口对母亲的损伤更小，娩出胎宝宝更快，更安全。

分娩的讯号

怀胎十月，终于到了令人兴奋的一刻，宝宝要出生了！宝宝出生时，会给准妈妈讯号，这些讯号主要有3项，表示准妈妈要分娩了。

1.开始阵痛

产妇在怀孕20周以后，偶然会感到子宫的不规律收缩，这种收缩的情形，在分娩前几天会变得强烈，频率也增加。

当原本不规律的子宫收缩，开始间隔一定时间，反复出现，这就是阵痛，最初阵痛每隔20～30分钟出现一次，孕妇会感到腹部紧绷或下坠感，维持的时间为10～20秒，渐渐每次阵痛的间隔会缩短，而每次阵痛持续的时间会变长。在开始阵痛前后，子宫颈渐渐变短张开，可见夹着血液的分泌物出现。如果是初次生产，由开始阵痛至胎儿诞生为止，大约要花十多个小时，所以不必慌张入院。

2.见红

当你的宫颈扩张后，原先封堵宫颈的黏液栓从阴道排出，通常不止一块，呈粉红色，称“见红”。这是由于宫颈管扩张、宫颈内膜血管的破裂造成的。许多孕妇没有见红现象，但有些孕妇在妊娠早期和分娩过程中有这种现象。分娩前的见红，和平日的出血不同，表现为黏液状出血，容易区分。

不过情况也会因人而异，有出现见红后很长时间才开始阵痛的孕妇，也有不出现见红现象的产妇，出现见红时要及时就医。

3.破水

当胎儿头向下压迫羊膜囊时，就会造成破水（通常是在分娩时破膜，胎儿娩出后，胎膜仍然完整未破的情况罕见）。羊水会突然涌出来，但通常是慢慢地流出来。羊水无味透明，或呈乳白色，有些产妇误以为是小便失禁。通常是在破水后12～24小时之内分娩，如孕妇破水，最好去医院就医，以预防感染。

当出现生产的征兆时，要立即和医院联络，具体地告知开始阵痛的时间、阵痛强度和持续的时间、是否有见红或破水等症状出现等。随后便要听医护人员指示准备入院，外阴部要垫好清洁的脱脂棉。

配合分娩

1.第一产程（宫口开大）

从子宫出现规律性的收缩开始，直到子宫口完全开大（子宫口扩展到10厘米宽）为止。此期初产妇一般经历12～14小时；经产妇因子宫颈较松，扩张较易，需6～8小时。

产程进展

腹部不定时地出现发胀、发硬，逐渐开始出现腹痛，这是子宫在收缩，以此来扩展宫口，为胎宝宝娩出打开第一通道口。刚开始时，每次疼痛间隔较长，持续时间也较短，但宫口在进行性的开大，在前8小时进展较慢，而且宫口只开到3厘米左右。随着宫缩加紧，表现为疼痛间隔缩短而腹部疼痛加剧，规律性的宫缩开始出现，即每5分钟就将出现宫缩痛，每次都持续30秒以上，此时，宫口开大速度随之迅速加快，4小时左右宫口完全开全，可以让胎儿通过了。

胎宝宝配合情况

子宫每一次收缩，都是在压迫胎儿，使胎宝宝一点点往下降。

产道是由呈弯曲性的骨盆、子宫口、阴道、外阴组成，为了适应这种曲线，使胎宝宝的身体中最大的部位胎头通过，胎宝宝自然会在里面回旋体位。

第一次旋转体位是胎头向下进入骨盆时。因胎宝宝的头部以上下为最长，为了适应骨盆的宽度，胎宝宝摆出一种方便生产的样子，即下巴靠近胸部，两只小手交叉放在胸前，一副缩肩抱团的姿势，朝向左或右的正侧面前进。

当胎宝宝进入了骨产道时，头部因受挤压而变小（头骨自然重叠使头部呈细长形），胎宝宝头部最长的部分又为适应骨盆中央的宽度，胎头会由正侧面向斜转向，脸部朝向妈妈身体的后方，这是胎宝宝第二次旋转体位。

此时，大多数产妈妈由于胎头不断地推挤，使胎膜破损，羊水流出。随着羊水越来越少，胎宝宝直接承受阵痛压迫，会让胎宝宝不舒服。

生产妈妈的感受

由于子宫收缩，子宫下段被拉长、宫口进行性扩张，子宫韧带强烈牵拉，所以形成强烈的刺激信号，它沿子宫及阴道痛觉感受器，经盆腔内脏神经传入大脑，形成“内脏痛”。疼痛特点为疼痛弥散但部位不明确，因此不仅觉得腹痛，还同时感到背、肩、腰部都很酸痛，很多人有“我的腰怎么快断了”的感觉，这种痛感让人很难适从和忍受，不像身体有伤口时，那是一种定位明确的锐痛。因此生产的妈妈备加紧张、恐惧，并且因疼痛时间过久而焦虑不安。

生产妈妈制痛策略

（1）对待疼痛要有积极的心态，

不必害怕和焦虑，要进行自我暗示和自我安慰，反复对自己说："我马上就可以见到宝宝了"。而不要总想着还得忍受多久疼痛。

（2）在宫缩痛开始时，均匀地做腹式呼吸，即深深地用鼻子吸气，然后慢慢地用口呼气。

（3）疼痛持续且剧烈时，按摩肩、背、腰骶部等处的肌肉。

（4）分散注意力，可以与人交谈、听音乐、唱歌、呻吟、看电视节目等。

（5）在阵痛早期，尽可能多走动，促使胎头下降，以缩短产程。

（6）多变换体位，如站、蹲、走、坐、跪等，避免平卧位，除非有医学指征，因为这是生产时最不理想的体位。

（7）丈夫或其它家人应该陪伴在产妇身旁，握住生产妈妈的手，给予抚摸，并称赞和鼓励她，不要让她感到孤立无援，随时在情感和心理上给以支持。

2.第二产程（胎儿娩出）

从宫颈口开全至胎儿娩出。此期初产妇约需1～2小时，经产妇多在1小时内完成。这个阶段一结束，你的宝宝就出世了。

产程进展

这时，大约1～2分钟子宫收缩一次，每次持续40～50秒，甚至1分钟以上。虽然宫口已经开全，但由于产道的外侧被骨盆的骨头包围，宽度只能让胎宝宝勉强通过，所以产妇必须做有效的用力，才能帮助胎儿顺利通过。

成为产道的阴道及外阴已做好了充分伸展的准备，借着生产的妈妈适度用力，胎宝宝的头部会从子宫口下降到阴道内，然后沿着阴道逐渐接近外阴出口，此时，会阴部已被拉成极薄的样子，狭窄的阴道口由于具备充分的伸展性而能扩大，以待胎宝宝最后滑出。

胎宝宝配合情况

宫口开全后，胎头会被逐渐推向骨盆最下方，从此进入软产道。这时，在宫缩时从外面可见到胎头，这种状态称为"拨露"。

在强烈的宫缩力对胎头的推挤下，会阴打开并伸展开来，即使宫缩停止胎头也再不回缩，这种状态称为"着冠"。

胎头"着冠"之后．大约再经2～3次宫缩阵痛，胎宝宝的脑后部先娩出，然后胎头仰伸脸，下颌娩出。接下来要娩出的是肩部。此时胎宝宝

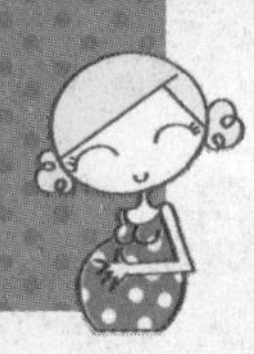

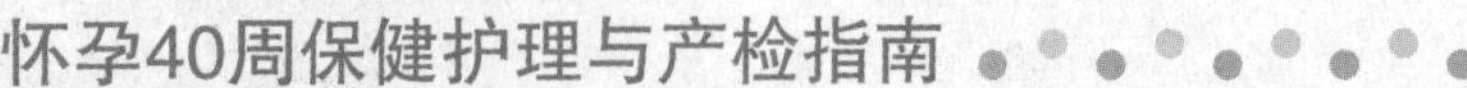

再度旋转体位，前肩在上先娩出，随后后肩在下后娩出。一般讲，只要胎头与骨盆大小相称，在产力的推动下，胎宝宝都会顺利娩出。

医生吸出新生宝宝的口、鼻中的羊水和血液，一声哭啼宣告新生命的开始。

生产妈妈的感受

由于宫口完全开全，产道充分扩张，宫缩痛减轻。

由于胎头会压迫直肠，使生产的妈妈在宫缩时有不由自主的排便感。这是直肠受刺激引起的，并非真要排便，可以继续用力。

当胎头就要出来时，由于外阴部强烈的紧张，生产的妈妈会感到肛门、会阴部有烧灼感。这是因为下产道肌肉、筋膜、皮肤的伸展、牵拉和撕裂引起刺激，上传导到大脑，形成“躯体痛”。疼痛的特点为定位明确，集中在阴道、直肠会阴部。

生产妈妈制痛策略

进入第二期后，子宫强烈收缩使生产的妈妈自然向下用力。这时．她们应用双手拉住床边的扶手或陪伴者的手，听从助产士的指示正确屏气，屏气时间越长越好，同时使劲往下用力。而当儿头娩出2/3时，再次听从并配合助产士的指示，将手交叉放在胸前，改屏气为张嘴哈气，方法为“哈！哈！”短促的呼吸，千万不可用力，即便是轻微用力或发出声音都会使胎头飞速滑出而给会阴带来伤害。

3.第三产程（胎盘娩出期）

胎儿娩出后，子宫继续收缩，随之胎盘剥离并娩出。此期需5～15分钟，一般不超过30分钟。

产程进展 宝宝娩出后，子宫收缩变小、变硬。不久，伴着轻微的腹痛，胎盘从子宫壁剥离并娩出阴道外。

生产妈妈的感受 宝宝娩出后，妈妈顿觉腹内空空，产道也如释重负。由于整个过程消耗了极大的精力和体力，妈妈身心疲惫不堪，但内心充满幸福与喜悦。

胎宝宝配合情况 宝宝娩出后，随着第一声啼哭，建立了自主呼吸。输送母体血液的脐带再无用处了，因此需要被剪掉。

产后处理 在胎盘娩出后，如果会阴部有伤，医生会马上进行缝合。产妇需按医生所要求的体位继续配合并忍耐，因会阴在分娩时受到极大的压迫，所以不会太疼痛。

产后2小时左右，如果没有问题，产妈妈就会被送回休息处。

新生儿体格监测标准

初生时身长

男孩：46.8～53.6厘米，平均为50.5厘米。

女孩：45.4～52.8厘米，平均为49.9厘米。

我的宝宝：____________ 厘米

初生时体重

男孩：2.5～4.0千克，平均为3.3千克。

女孩：2.4～3.8千克，平均为3.2千克。

我的宝宝：____________ 千克

初生时头围

男孩：31.8～36.3厘米，平均为34.0厘米。

女孩：30.9～36.1厘米，平均为33.5厘米。

我的宝宝：____________ 厘米

初生时胸围

男孩：29.3～35.3厘米，平均为32.4厘米。

女孩：29.4～35.0厘米，平均为32.2厘米。

我的宝宝：____________ 厘米

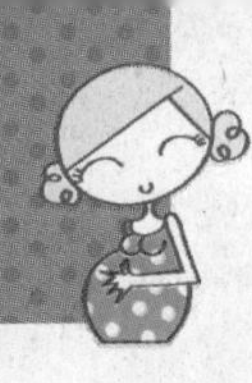

阿普加评分

宝宝出生后，医生会用阿普加评分来衡量宝宝的健康状况。这一评分法主要用于对新生儿窒息程度的判断。窒息即缺氧，是一种非常紧急的状态。该方法有助于医生确定宝宝是否已经做好了迎接外部世界的准备，还能为小宝宝今后神经系统的发育提供一定的预测性。如果宝宝出现窒息现象，须要立即进行抢救。

新生儿阿普加评分从皮肤颜色、心率（脉搏）、对刺激的反应（导管插鼻或拍打脚底）、肌肉张力和呼吸状况这五个方面进行评价，分别用0、1、2分来表示，五项总分最高为10分。

新生儿阿普加评分标准

	0分	1分	2分
皮肤颜色	青紫或苍白	身体红，四肢青紫	全身红
心率（次/分）	无	＜100	＞100
对刺激的反应	无	有些动作，如皱眉	哭、喷嚏
肌肉张力	松弛	四肢略屈曲	四肢能活动
呼吸状况	无	慢、不规则	正常，哭声响

通常，在新生儿出生后需立即（1分钟内）评估一次，5分钟再评估一次。必要时10分钟、1小时再各做一次重复评估。如果1分钟内评分为8分或是8分以上则是正常的新生儿，约90%的新生儿为这种情况；如果1分钟内评分为4～7分为轻度窒息，0～3分为重度窒息。

新生儿阿普加评分结果

8～10分	属正常新生儿
4～7分	缺氧较严重，需要清理呼吸道，进行人工呼吸、吸氧、用药等措施才能恢复
4分以下	缺氧严重，需要紧急抢救，行喉镜在直视下气管内插管并给氧

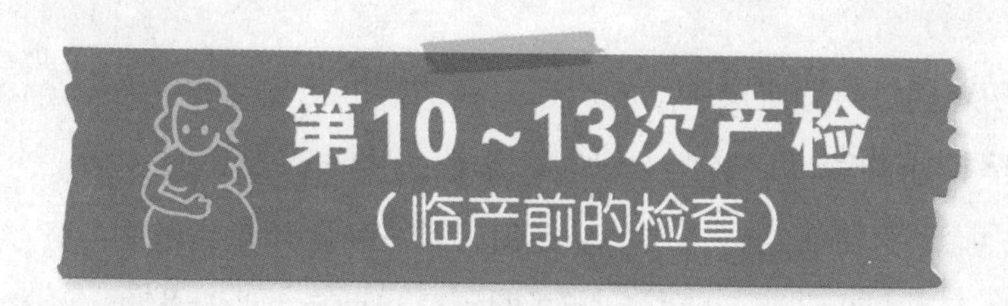

第10~13次产检（临产前的检查）

孕10月(37~40周)，准妈妈每周须要做一次产前检查。医生将进行胎动监测、B超检查，了解羊水以及胎儿在子宫内的状况。

如果超过42周还未有分娩迹象，准妈妈应该住院催产了。因为逾期过久，胎儿在宫内将面临缺氧危险。

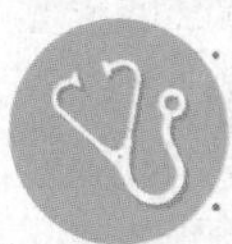

准妈妈的常规检查

常规项目检查

怀孕第10个月，准妈妈已进入怀孕的最后一个月，也即将进入预产期。从36周开始，准妈妈需要每周进行一次产前检查。继续进行产前常规检查，包括体格检查，如测量体重，体温、血压和心率等；进行产前常规项目检测，包括血常规、尿常规、测量胎心、测量宫高、测量腹围等，以了解孕10月准妈妈临产前的身体状况和胎宝宝的发育状况，并及时发现临产前出现的异常情况。

临近产期，准妈妈要密切监测胎动，必须进行最后一次B超检查，以确定胎宝宝临产前的生长情况，同时为生产做好准备（胎位不正的准妈妈可能还要做好剖宫产准备），进行一次血小板的测定。另外，临产前准妈妈还须要做一下心电图，看看心脏的负担情况，看是否能顺利分娩。

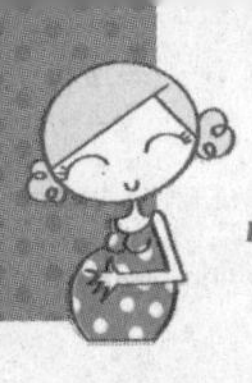

胎动监测

孕晚期应通过对胎宝宝胎动的严密监测来监护胎宝宝的生命安全，所以准妈妈一定要坚持监测胎动。监测胎动时，准妈妈应该以24小时作为一个周期，来观察宝宝的胎动是否正常，正常胎动在每天30～40次为正常范围。怀孕的28～32周，胎动最强烈；孕晚期，尤其临近产期的孕38周后。胎动幅度、次数也有所减少，准妈妈只能感觉到蠕动感。

胎宝宝一般在早晨胎动最少，准妈妈数胎动的时间最好固定在每天晚上20～23时，每天要坚持数胎动3次，每次1小时，1小时胎动3～5次就表明胎宝宝情况良好，晚上常常活动6～10次。

当胎宝宝胎动次数少于或者超出正常胎动次数，或胎动规律出现变化时，要格外小心。如果一天内发现宝宝的胎动规律明显异于平时，比如1小时胎动次数少于3次，应再数1小时；如仍少于3次，则应立即去医院做进一步检查。

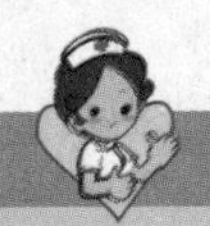

胎/动/监/测

检查结果解读

急促胎动后突然停止提示可能脐带绕颈

如果急促胎动后突然停止，往往是脐带绕颈，胎宝宝被脐带缠住后因缺氧而产生窒息的现象。

正常的脐带长度为50厘米，如果脐带过长则容易缠绕胎儿的颈部或身体。因为好动的小家伙已经可以在羊水中自由地运动，翻身打滚是常有的事情，所以一不小心就会被卡住。一旦出现脐带缠绕或是打结的情况，就会使血液无法流通，导致胎儿因缺氧而窒息的现象。有上述情况出现时，准妈妈会感觉到：胎动会出现急促的运动，经过一段时间后又突然停止，这就是宝宝发出的异常信号。

建议

1.一旦出现异常胎动的情况，要立即就诊，以免耽误时间造成遗憾。

2.准妈妈要坚持每天细心观察胎动，如有不良感觉时，应马上咨询医生或去医院检查。

胎动突然加剧随后减少提示可能宝宝缺氧

如果胎动突然增多加剧，1小时超过20次，12小时超过200次，随后慢慢减少，往往是胎宝宝缺氧或受到外界不良刺激时的反应。

血小板

从怀孕第20周开始，少数准妈妈可能会出现血小板减少的症状，而大部分准妈妈血小板减少出现在妊娠晚期。

所以，为了防止产程中准妈妈阴道撕裂或剖宫产时血液不易凝固而发生意外，临产前准妈妈必须进行一次血小板检测，以检查血小板是否正常，为生产过程中可能出现的意外做准备。

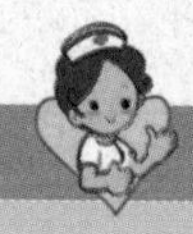

血/小/板/检/查 检查结果解读

血小板检查中，血小板计数少于100×10^9/L，提示可能有血小板减少症

血小板是由骨髓产生的，在血液中的寿命大约是7～10天，主要由脾脏破坏。

正常女性血小板为（100～300）$\times 10^9$/升。血小板对毛细血管壁有营养和支持作用，而血小板减少症是指血小板数低于正常范围。血小板数量减少时，毛细血管易破裂，皮肤黏膜就会出现出血点(紫癜)。

正常准妈妈妊娠后血小板数目、外形、功能均无明显改变。准妈妈血小板减少症有2种情况：一种是原发性的血小板降低，另一种是继发性的血小板降低。如果是继发性的，要治疗引起血小板降低的原发病。如果是

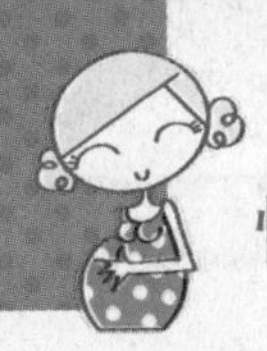

原发性的，也称为特发性，往往是免疫功能异常引起的，主要进行免疫治疗。如准妈妈在孕期合并血小板减少症，必须先排除诸如妊娠高血压疾病或免疫系统疾病等导致的继发性血小板减少症。

准妈妈妊娠期血小板减少症，一般有以下一些特点：

- **血小板减少症相对较轻，血小板计数通常仍高于$70×10^9$/升。**
- **准妈妈无症状，无出血史。血小板减少症通常在常规产前检查中被发现。**
- **妊娠前无血小板减少症病史。**
- **血小板计数通常在分娩后2～12周内恢复正常。**

准妈妈患血小板减少症时，一般表现为皮肤及黏膜出血，体表可见出血点，或皮下成片出血而成紫斑，刷牙时牙龈、口腔出血，或者是便血、尿血等。出血反复发生，可引起贫血。

准妈妈患有血小板减少症对胎宝宝一般没什么影响，主要是易造成出血。准妈妈如发现自己身上有皮下出血点或黏膜出血，血小板计数小于$50×10^9$/升时则需要去医院进行激素治疗，且很有可能在整个孕期内需要持续治疗。如果经过治疗血小板仍然无法提高，只好在生孩子时输血小板治疗。

准妈妈生完孩子后要监测血小板是否能恢复正常。

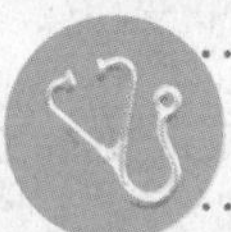

准妈妈的特殊检查

B超检查确定产前胎情

临产前，准妈妈要进行最后一次B超检查。主要是为了全面检查和了解胎宝宝接近完全成熟、即将分娩前的宫内情况。此次B超检查主要包括确定最终的胎位、胎宝宝大小、胎盘成熟程度、有无脐带绕颈、羊水量（羊水指数）、羊水是否混浊等，以进行临产前的最后评估，进一步预测准妈妈的分娩方式。

另外，在预测准妈妈正常顺产可能性的同时，也可以对分娩时的异常情况及时进行判断和处理，决定是顺产还是剖宫产。

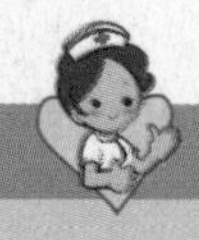

B/超/检/查/确/定/产/前/胎/情

检查结果解读

B超检查中，羊水中可见浓稠、致密的光点提示可能羊水混浊

所谓羊水混浊一般指羊水呈草绿色，说明胎儿已经排出胎粪，羊水被胎宝宝粪便污染。

早期妊娠羊水为无色，随胎宝宝器官成熟羊水中有形成分增加而稍有混浊。足月时羊水较混浊可见由胎膜、体表脱落上皮细胞等所形成的小片状悬浮。如羊水被胎粪污染，B超下可见浓稠、致密的光点。此外，准妈妈胆汁淤积也会使羊水混浊。

B超检查如果发现羊水比较混浊，这就表明胎儿的情况不是很好，因为胎宝宝只有在缺氧时才会排出胎粪，所以需要尽快分娩。如果准妈妈没有临产或宫缩无力，可能剖宫产会好一些。

B超检查，过期妊娠胎盘Ⅲ级提示可能胎盘老化

所谓胎盘老化是指胎盘的作用低落、减退，其结果是造成胎宝宝缺氧、营养不良、发育迟缓以及胎儿窘迫，甚至死胎、死产、新生儿窒息等，其远期后果是造成胎宝宝脑细胞坏死、发育不良，最终生出弱智儿。

胎盘的成熟度共分四级：0级、Ⅰ级、Ⅱ级和Ⅲ级。正常情况下，越接近足月，胎盘越成熟，而胎盘功能则随胎宝宝成熟逐渐下降。多数准妈妈将近足月时，胎盘成熟度都在Ⅱ、Ⅲ级，这很正常。

胎盘功能减退，多是过期妊娠，或准妈妈存在妊娠并发症，如妊娠高血压、糖尿病等，都会导致胎盘血液供应减少，加速胎盘老化。

胎盘老化会使胎盘功能不足，使母体输向胎儿氧气及营养物质的能力下降，可能造成胎宝宝缺氧。胎宝宝若缺氧，则容易在子宫内死亡，或者出生以后发生脑部病变；在过期妊娠时除可出现胎盘过度老化外还可出现胎宝宝的体重过重，胎宝宝的体重过重，而生下巨婴。巨大的胎宝宝在生产的过程当中，发生难产的几率增加，锁骨骨折、臂神经丛受伤、脑颅内出血、新生儿窒息以及产后出血的几率皆会大增。

图书在版编目（CIP）数据

怀孕40周保健护理与产检指南/罗立华主编.-北京:中国人口出版社，2013.3

ISBN 978-7-5101-1621-6

Ⅰ.①怀… Ⅱ.①罗… Ⅲ.①妊娠期-妇幼保健-指南 Ⅳ.①R715.3-62

中国版本图书馆CIP数据核字（2013）第023113号

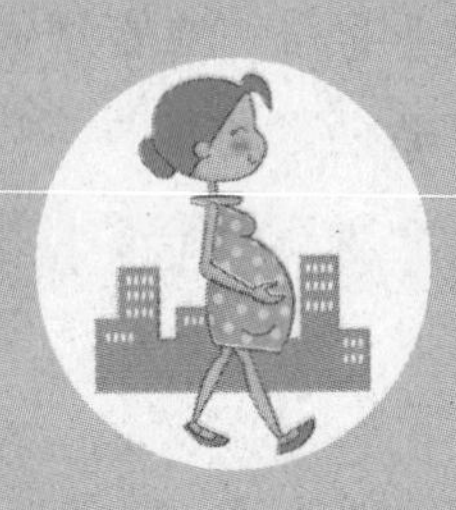

更科学、更实用、指导性
更强的孕期保健读本

怀孕40周保健护理与产检指南

罗立华 主编

出版发行	中国人口出版社
印　　刷	大厂正兴印务有限公司
开　　本	710×1020　1/16
印　　张	12
字　　数	150千字
版　　次	2013年5月第1版
印　　次	2013年5月第1次印刷
书　　号	ISBN 978-7-5101-1621-6
定　　价	28.80元

社　　长	陶庆军
网　　址	www.rkcbs.net
电子信箱	rkcbs@126.com
电　　话	(010)83519390
传　　真	(010)83519401
地　　址	北京市宣武区广安门南街80号中加大厦
邮　　编	100054

版权所有　侵权必究　质量问题　随时退换